もくじ

I

フォーカスチャーティング®の基礎と考え方

第1章

フォーカスチャーティング®の開発と発展

1 わが国へのフォーカスチャーティングの紹介と広がり

フォーカスチャーティングがわが国に紹介されたのは，Yoshiko Leibowitz RN, MAN が，「看護診断からフォーカスチャーティングへ」（看護学雑誌，59（2）：128-135，1995）を紹介したのが最初であり，次いで操　華子・岩井郁子らの「フォーカスチャーティング：看護記録の簡素化」（看護学雑誌，59（4）：380-384，1995），岩井郁子「看護記録の現状と課題」（看護学雑誌，60（5）：28-32，1996），「フォーカスチャーティング」（看護学雑誌，60（5）：408-419，1996）と，続々と発表されました．

この記録方法は，わが国の看護界に画期的な影響を与えました．関心も高まり，5～6年余りのうちに多くの施設のなかに精力的に導入されるようになりました．看護診断が15年余りの歳月をかけて，どうにか個々の施設でも関心が高まり，積極的に導入されるようになったことからみれば，フォーカスチャーティングの看護界への浸透は目に余る早さであったといえます．1998年11月14日には，川上千英子らによって「第1回フォーカスチャーティング®研究会」が開催され，2003年12月6，7日「特定非営利活動法人日本フォーカスチャーティング®協会」と名称新しく発足し，第1回全国大会が大阪にて開催されました．

フォーカスチャーティングは，医師の記録から発達したPOSと異なり，次項に述べるとおり，看護師が開発した記録であることにそもそも大きな違いがあります．POSでは患者の問題が中心となって，看護行為と患者の反応が反映しにくいということが，看護師がフォーカスチャーティングをいち早く受け入れる1つのきっかけにもなったといわれています．

2 フォーカスチャーティングが開発された背景

point!

フォーカスチャーティング[注)]は，患者の経過記録を系統的に記述するコラム形式の記録方式である

1981年，アメリカのミネソタ州のミネアポリスにあるEitel病院のスタッフナースらは，PONR*に対する不満，すなわちPOS方式によるSOAPの経過記録の難しさと看護師のケアの内容が記載されないことへの不満を感じていたことに加えて，価値ある看護記録にしたい（とりわけ医療費削減の課題の1つとしての記録時間の経済性）といった欲求から，看護記録に必要とされる内容と，いかなるものを具備すべきかを検討し，その結果，

* PONR：problem-oriented nursing record

1. アセスメント（情報）
2. ケアとその計画
3. 実際に行ったケア
4. ケアに対する患者の反応・成果

が必要であり，そして重複しない記録内容であることを打ち出しました．

この記録方式は看護過程との関連も検討され，その結果，

1. Focus	＝アセスメント
2. Data	＝情報
3. Action	＝計画立案と実施
4. Response	＝評価

というフォーカスチャーティングの記録方式が開発されました．

注）フォーカスチャーティングは，特定非営利活動法人日本フォーカスチャーティング®協会によると，医療・看護・介護に従事するものが，質の高い診療・看護・介護に関する記録を提供するもの（川上千英子：第1回フォーカスチャーティング協会全国大会．会誌，1：263-274，2003）と提唱されていますので，医療にかかわるすべての方々の記録方式で，看護の独自記録ではありません．

3 フォーカスチャーティングは記録時間の短縮，記録の簡素化に効果がある

前述のように，フォーカスチャーティングが開発された背景は，PONR に対する不満解消と価値ある看護記録を目指すということで，もともとコスト削減の標的となる看護記録の監査基準に適合することが目的でした．その相乗効果として，記録にかかる時間の短縮を得ることができたようです．

わが国でも，2003 年 4 月から健康保険料の自己負担率が 2 割から 3 割に増えました．受診する側にとっては痛手です．医療者も金銭・時間などのコスト削減意識をもつ必要性があります．

それでは，フォーカスチャーティングを導入した場合に，記録上の問題と記録時間の経済性がどのようになるかを検討してみましょう．

1）時間の経済性（記録時間の短縮）

看護師の月あたり給料で，記録の経済性を考えてみましょう．

A さんは，　20 万円　200,000/25 日 /8 時間 /60 分＝ 16.666 円 / 分

B さんは，　30 万円　300,000/25 日 /8 時間 /60 分＝ 25 円 / 分

であると仮定します．

時間の短縮をわかりやすくするために，モデルを用いて加重平均法の応用で計算してみましょう．t は時間の添字です．まず，1 日にかかる記録および雑務の時間比率を 6t とします．さらに 1 日の実質看護サービス時間比率を 4t とすると，

◉現在の時間を仮定すると，

記録および雑務の時間	6t	から	変化しない現在の時間	6t
実質看護の時間	4t	から	変化しない現在の時間	4t

◉変化した時間を仮定すると，

記録および雑務の時間	6t	から	変化した現在の時間	4t
実質看護の時間	4t’	から	変化した現在の時間	6t’

になります．

したがって，現在の時間と変化した時間を加重平均法の応用で，記録と雑務の時間および実質看護の時間の「現在の時間」と「変化しない現在の時間」の積および「現

在の時間」と「変化した時間」の積それぞれに，変化しない現在の実質看護の時間加重 4t ＋ 4t 時間および変化した実質看護の時間加重 4t ＋ 6t を分母に代入して求めると，次のように加重平均を求めることができます．

（現在）

6t　　4t

6t　　4t

$6t \times 4t + 6t \times 4t / 4t + 4t = 6$

（改善で記録時間の短縮）

6t　　4t

4t'　　6t'

$6t \times 4t + 4t' \times 6t' / 6t' + 4t = 4.8$

改善すれば，記録および雑務にかかる時間比率が　6 − 4.8 ＝ 1.2　となり，1.2 の時間的経済効果がみられます．

この経済的効果を，何に投入できるか考えてみましょう．

上記の経済効果を記録にかける単価（コスト）でみると，1 日にかかっている記録時間の短縮を，合計 80 分であると仮定すれば，A さん（ 20 万円）の給与で計算すると，80 分× 17 円＝ 1,360 円に換算でき，B さん（ 30 万円）では，80 分× 25 円＝ 2,000 円に換算できることになります．

また，患者サービスへの時間を経済効果でみますと，看護師 1 人の現在サービス量に，1 日あたり 11.1%の時間を患者サービスへ提供できる計算になります．

スーザン・ランピーは，旧記録システム（ PONR ）での記録時間は 20 分～ 238 分，平均記録時間は 84 分で，ケアの平均受持患者数は平均 5.8 人でしたが，新システム（フォーカスチャーティング）の記録時間は 10 分～ 135 分，平均記録時間 54 分に減少し，ケアの平均受持患者数は 6.4 人に増加したことと，それによって，看護師の 24 時間労働のうち 90 分が削減し，36%の記録時間が減少したことを報告しています．

記録する時間の短縮は個人差があり，本章では定量化して証明はできませんが，フォーカスチャーティングで記録すると，読む時間が短縮するということを読者に体験してもらうために，従来からの経時的記録（例 1 ）とフォーカスチャーティング（例 2 ）とを読み比べてください．

〔例 1　軽躁状態で内服を拒む患者〕

月　日	時　間	看　護　記　録
12/13	10：00	ナースステーションに来て，「薬の中にサルチル酸が入っているから飲みたくない」と言うため，調べて返事することを説明する．納得したかどうか不明だが，さえない表情で自室に戻る．
	12：00	薬は飲みたくない「ヤクたい」と言う．表情が硬い．「薬を飲む水は誠意がみられない．水道水を飲ませて」と不満を言う．水道水を薬杯に入れて渡すが，水だけ飲まれていない．「ヤクたい」と言って拒薬するため，主治医に上申すると，しばらく様子をみてくださいとあり．
	17：30	ナースステーションに来て，昼間のことについて話す．「ちょっと言いたいことがあるんやけど，今日アイロンを借りたら服がこげたたい．チョッとの間でよ，ここは電気はどうなっとうとね．わたしは一般の家ぐらいしか知らんよ．ここは病院やろうが設備よかろうが，それをアイロンがこげるぐらいの電気出したらいかんやろうもん」と訴えるので，看護師がアイロンを確認すると異常はみられない．患者に，布の種類によっては温度を調節する必要があることを説明する．患者は，「アイロンはいいとよ，ただここの電気はどうなっとうかと思っただけ」と言い自室に帰る．

どの程度，読む時間がかかりましたか．著者は 54 秒です．しかし，この記録は，患者の精神状態や看護師のかかわりを知るためには，数回内容を熟読しないと患者のことがわかりません．

〔例 2　フォーカスチャーティングでの記録例〕

月　日	日　時	F（フォーカス）	D（情報）A（援助）R（評価）
12/13	10：00	治療薬に対する不信感	D「薬の中にサルチル酸が入っているから飲みたくない」と言う．
			A 調べて返事することを説明する．
			R さえない表情で，自室に戻る．
	12：00	内服薬の誤った認識による服薬拒否	D 表情硬く，この薬は「ヤク」だから飲みたくないと言う．薬を飲む水も誠意がないので，代わりに水道水を要求する．
		＊多分覚醒剤	A 水道水を薬杯に入れ替えて，服薬を勧める．
			R「ヤクたい」と言って内服せず．
			A 状況を主治医に報告する．様子観察の指示あり．
	17：30	気分変化による治療環境への不満足	D 昼間，アイロンを借りて，アイロンがけをしたら短時間で服が焦げたと言う．短時間で焦げる病院の過量電気設備について納得できないと言う．
			A アイロンを確認すると異常はないので，布の種類によって温度を調節する必要があることを説明する．

月　日	日　時	F（フォーカス）	D（情報）　A（援助）　R（評価）
			R 「アイロンはいいとよ，ただここの電気はどうな
			っとうかと思っただけ」と言い自室に戻る．

従来からの叙述式記録や経時的記録と混同した内容や自己流の記録では，記録者はもとより読む者も時間がかかります．

特に，精神科領域の記録は，患者の言葉をありのままに書くため文章が長くなりやすく，必要でない文章や情報までも盛り込まれます．また，慢性疾患患者病棟の記録では，患者の病状にあまり変化がないので同じ記録内容の羅列になったりします．

フォーカスチャーティングの記録例では，フォーカスコラムを縦読みすると，患者の状態を一目瞭然に把握できます（著者は7秒かかりました）．そして，横読みすることで看護師が患者とどのようにかかわっているか知ることができます（著者は，縦読みと横読みで28秒かかりました）．

フォーカスチャーティングによる記録時間の短縮を大きく区分すると，記録する時間の短縮（必要な情報を書く）と，読む時間の短縮（フォーカスコラムの縦読みと横読み）に分けることができます．しかし，記録にかかる時間と読む時間の削減は，記録者の記録する力量（フォーカスチャーティングの記録方法の学習の質と量，文章力，正しい看護・医学用語の使用，記録内容を読む側が正確に想起できるなど）に影響されます．

つまり，記録時間を削減できるかどうかは，効果的で効率的な記録の書き方にあると思います．

（参考）例1での記録内容について，12時の「水道水を飲ませてと不満を言う」は，「患者の記録」でなく「看護師の記録」になっています．不満かどうかは本人しかわからないからです．

2 記録の重複（無駄の省略）

記録の重複について考えてみましょう．

〔例3　統合失調症で，多飲水のある患者の問題飲水に看護師の関心が向いている記録〕

月　日	時　間	看　護　記　録
5/2	6：30	BP＝138/42mmHg，頭痛・気分不良なし．「どうもない」自
		室内をウロウロしている．
	10：00	BP＝140/80mmHg，頭痛・気分不良なし．様子観察．
	16：00	BP＝140/80mmHg，頭痛・気分不良なし．
	18：40	洗面所で飲水多量にあり，両下肢の上下運動みられる．腹部膨満と
		発汗あり，更衣施行．
		BP＝194/106mmHg，当直医報告し自室（オープン個室）へ

月 日	時 間	看 護 記 録
		誘導する.
	19：00	自室のトイレで頻回に排尿あり.

この記録内容をみますと，経時的に血圧測定がされています．一般的に，血圧の測定値は体温表などに記載しますので，記録の重複を避けることはできそうです．看護記録に残さなければならない記録にとどめないと，この看護記録のようなガードマン的な記録（観察を主体に記録している記録をいいます）になります．

これは，次のように記録すれば解決します．

〔修正例３〕

月 日	時 間	F（フォーカス）	D（情報） A（援助） R（評価）	
5/2	6：30	自制できない過	D	自室内をウロウロしている．問うと「どうも
		剰な飲水の兆し		ない」
			R	飲水行動みられない.
	16：00	自制できない過	R	飲水行動みられない.
		剰な飲水の兆し		
	18：40	自制できない過	D	洗面所で多量に飲水する．両上肢の上下運動
		剰な飲水行為		あり，腹部膨満と発汗あり.
			A	更衣施行．当直医報告し自室（オープン個室）
				へ誘導する.
		血圧上昇	D	BP = 194/106mmHg.
			A	多飲水による影響と思われるので，血圧の変
				動に注目する.
	19：00	頻尿	D	自室のトイレで頻回に排尿あり.

記録の重複というのは，フローシートなどに転記できるような記録をいいますが，看護師が安心するための記録など，患者の記録になっていない内容も含めます．

修正例３では，伝達のために必要な記録の血圧測定値は，18 時 40 分の D（情報）BP = 194/106mmHg で，ほかの血圧測定値はフローシートなどに転記することですっきりとしています．また，例３の６時 30 分の「頭痛・気分不良なし」は，患者は「どうもない」ので記録の必要はなく，よく夜勤帯の記録にある「睡眠中」と同じで，「看護師が安心する」ための記録であるため削除しています．

■ 重複の例

・フローシートなどに転記できる記録

　　異常値のないバイタルサイン，継続して観察する症状，羅列する同じ症状　など

・看護師が安心するための記録

睡眠中，症状変わりなし，食事全量摂取，自室で過ごされている　など

・患者の記録でない（看護師の記録）
（→ 6 章　精神保健福祉法に基づいた記録の要件とフォーカスチャーティング®
を参照）

3 記録の簡素化（情報の選択）

簡素化は，簡単かつ必要な情報を適切に記録することをいいます．

〔例 4　統合失調症で，幻聴が顕著な患者の記録〕

月　日	時　間	看　護　記　録
5/4	3：15	大声を出すため訪室する．表情硬く「あの女が…」などと言う．話
		をする度口調荒くなり，お茶も不要とつっぱねる．その後も，時々
		独語あり，ドアも数回叩く．
		しばらく側にいて話をするうちに穏やかになる．
	4：30	大声を出し，ドアを叩くため落ち着く注射（セレネース 2A，タス
		モリン 1A）を説明すると「もう目が覚めた．おとなしく寝る」と
		言うため様子みる．
	5：00	その後，独語続くも大声あげず．BP ＝ 112/90mmHg．
	8：15	朝食全量摂取．ホールで穏やかに過ごす．

記録の簡素化は，どちらかといえば「記録のまとめ方の要領」にポイントがあると思います．よく簡素化と省略を混同し，必要な情報を欠いている記録があります．例えば，幻聴のある患者が「あの院長が，薬で俺を殺しやがる」と言っているのに，記録に記すと「被害的な幻聴あり」になっているような場合です．

例 4 をフォーカスチャーティングで記録することで次のように修正が考えられます．

〔修正例 4〕

月　日	時　間	F（フォーカス）	D（情報）　A（援助）　R（評価）	
5/4	3：15	幻聴に反応し	D	大声を出すため訪室，表情硬く大声で，口調
		落ち着かない		荒く「あの女が…」と言う．お茶を勧めるが拒否．
			A	気持ちを落ち着けるために話を聞く．
			R	しばらく側にいて話すうちに穏やかになる．
	4：30	幻聴への攻撃	D	再度大声を出し，ドアを叩く．
			A	落ち着く注射（セレネース 2A，タスモリン
				1A）を説明すると「もう目が覚めた．おと

月　日	時　間	F（フォーカス）		D（情報）　A（援助）　R（評価）
				なしく寝る」と言うため様子みる.
	5：00	幻聴との会話	D	独語続くが，大声あげず.
	8：15	自力で食事ができている	D	ホールで過ごされる．朝食全量摂取.

代替用語などで文章を簡素化すると簡潔で効果的な記録になります．例４の３時15分の記録で，「…口調荒くなり，お茶も不要とつっぱねる．その後も，時々独語あり，ドアも数回叩く」を，フォーカス用語「幻聴に反応し落ち着かない」としてアセスメントすることで，患者の精神状態「……その後も，時々独語あり，ドアも数回叩く」を説明しています．また，「……なり，お茶も不要とつっぱねる」を「お茶を勧めるが拒否」と代替用語で表現しています．「しばらく側にいて話をするうちに穏やかになる」になった，患者の行動変容を引き起こした看護師の考えや行為が，例４の記録中には現れていません．修正例４では,「気持ちを落ち着けるために話を聞く」といったＡ（援助・働きかけ）を追記することで，次の「……穏やかになる」に続けています．また，この「穏やか」は看護師の記録になるので，看護師との会話を通して患者が看護師に対してどのような反応や行動を示したのかをＲ（評価）で記録するか，修正例のように,「ホールで過ごされる．朝食全量摂取」として「穏やか」は削除します．４時30分には,再度ドアを叩く行為があったので，Ｆ（フォーカス）は,「幻聴への攻撃」にしています．Ｄ（情報）「再度大声を出し，ドアを叩く」では，Ａ（援助・働きかけ）「落ち着く注射を説明すると……『おとなしく寝る』」と言うため様子みる」に続けています．

時々，看護記録を拝見する機会があると，記録内容に「様子観察する」で止まっている看護師の記録がありますが，Ａ（援助・働きかけ）に「様子観察する」ことを記録した場合は，記録した看護師の現在進行になるので，その後，「様子観察した結果」はどうだったのか，記録した看護師がＤ（情報），もしくはＲ（評価）で記録を残さなければ不自然になります．修正例４では，Ｒ（評価）「独語続くが，大声あげず」と記録しています．

例４の５時の記録 BP ＝ 112/90mmHg は，Ｆ（フォーカス）の「幻聴との会話」と関係のない記録になりますので削除しています．

4　看護記録の歴史的流れ

歴史の流れとともに，さまざまな記録方法が現れます．その特徴にはどれも一長一短があります．ここで，フォーカスチャーティングが導入されるまでの30年余りの看護記録を振り返って，記録方式の変化をみてみましょう．

1 叙述式記録

日勤帯（黒ペンで記載），準夜勤（赤ペンで記載），深夜勤（赤ペンで記載）とそれぞれの勤務帯をひとまとめにしてシナリオのようにありのままに記録する方式です．

今日必要とされている，看護師がどのような考えに基づいて援助したかが含まれていません．看護記録の書き方などに特別な知識は必要としないので，初心者でも安心して記録できる方法です．精神科に多くみられた伝統的な記録の１つです．

2 経時的記録

健康保険法による基準看護の承認基準で，「時間ごとに記録する」と定めてあるとおりに記録していた方法です．看護観察および診療の補助，処置，主治医からの指示実施事項，出来事などを 10 時，14 時，16 時，19 時，21 時，23 時，2 時，6 時といった時間ごとに，日勤が黒ペン，準夜勤・深夜勤は赤ペンといった具合にそれぞれの勤務での出来事が一目瞭然に把握できるように記録したものです．言い換えればガードマン的ともいえる記録方式です．

3 看護過程記録方式

わが国に看護過程が導入され，その後開発された記録方法です．看護過程に沿って，情報，看護判断，計画立案，実施，評価の流れで記録する方式です．どちらかといえばフォーカスチャーティングに近い記録内容と思います．

4 プロセスレコード方式

稲田らにより邦訳（ペプロウ，H／稲田八重子・他訳：人間関係の看護論．医学書院，1973）されると，精神科において一躍注目を集めて導入され，当時精神科で最も多く，経時的記録と併用された記録です．この記録方式は，ペプロウのプロセスレコードをそのまま看護記録の様式にしたもので，患者の言動と看護師の応答，考えなどをそのまま記録した逐語記録で，精神科では患者の言葉や症状が重要な観察内容を表すため，参与観察を唱えた記録方式としては画期的です．看護師が患者に対してどのようなかかわり方をしているかを振り返る意味からも有効な記録でした．

5 POS（Problem-oriented system，問題志向型システム）方式

1969 年，アメリカの内科医 Weed，LL が問題中心型の記録を提唱し，わが国には 1970 年代前半に聖路加国際病院の日野原によって紹介（日野原重明：POS

—医学と医学教育の革新のための新しいシステム．医学書院，1973）され，その後，看護のなかにも導入されたSOAP（S；主観的データ，O；客観的データ，A；アセスメント，P；計画立案）で記録する記録方式です．この記録方法は患者の問題（problem）に関心を向けるので，看護師による看護行為（実施したこととその評価）が記載されないという欠点があります．

6 フォーカスチャーティング®

記録の経済性などの問題を発端に開発された記録システムで，情報を整理分類しながら看護過程に基づき簡潔に記載していく看護記録です．1981年アメリカのミネソタ州のミネアポリスにあるEitel病院で，スーザン・ランピーをプロジェクト責任者としたスタッフナース委員会により開発されました．

5 フォーカスチャーティングの関心が高まった理由

わが国にPOSが紹介されると，記録の革新を目指して医師を中心に多くの施設で導入されましたが，看護の領域を包含した記録としては十分に浸透していないようでした．当時，看護師間の話題で「POSは，看護過程ができないと書けない」「POSを先に導入すべきか，看護過程を先に導入すべきか」などが論議され，POS方式で記録していた施設の看護師からは，SOAPで記録する際，S（主観的データ）とO（客観的データ）の区別がつかない，A（アセスメント）が書けない，P（計画立案）は実施したことを記録するのか，計画を記録するのか見当がつかない，結果としてS・O・S・Oといった助けを求めるような経時記録になっていたという話がよく聞かれました．多くはアセスメントが書けないことが原因の大半のようでした．アセスメントは，そのときに観察したSとOによって書かれることが多いので，看護過程の教育を受けていない，あるいはPOSを理解していない看護師にあっては，アセスメントは何であるか，その意味を見いだせなかったことも事実でしょう．

1995年，フォーカスチャーティングがわが国に紹介されると，短期間で多くの看護師の関心を集めたのは，「POSは看護師が実施した内容が書けない」「看護師個々の教育背景が違う」ということから記録方法を模索していた施設が多く，「だれでも短期間で書けるようになる記録方式で，基準看護に合った内容の記録であること」といったニーズに合致したためであろうと思います．

6 フォーカスチャーティングの導入に向けて

「看護記録」については，「第2回フォーカスチャーティング®協会全国大会」シンポジウムで，鈴木　真氏（真法律会計事務所）が，「看護計画を実施したことを証明するものである」と述べたように，看護記録は事実に基づいた実証記録として重要なものです．

それでは，看護記録に書かれる「看護過程の看護計画」は何のためにあるのでしょうか．「看護計画」は，患者への安全・安楽で効果的な看護をスタッフ間で共通な方法で実施する看護の処方箋であるといえます．同時に，無駄な時間を最少にする時間コスト削減の方法を記したものでもあります．それゆえに，看護計画も看護記録と同様，情報開示に耐えられるようにしておく必要があるのです．

時折，「今度，当院でも記録方法を改善し，情報開示に向けた記録方式を取り入れようと思いますが，その場合はPOSがよいでしょうか，フォーカスチャーティングがよいでしょうか」といった質問を受けることがあります．しかし，要はおのおのの施設で，この記録方式が一番書きやすい，そして基準看護の要件を満たし情報開示にも耐えうるといった内容を具備している記録方法であれば，何を用いても問題はないと思います．

これからフォーカスチャーティングを導入する場合にしても，POSが導入された当時のように，いくつか越えなければならないハードルもあります．例をあげれば，POSでは看護師の判断をみる欄はありますが，フォーカスチャーティングで記録した場合は，看護師が判断したことを記録する欄はありません．筆者は，フォーカスチャーティングで看護師の判断を記録する場合は，A（援助）の前と後ろで判断が記録されると考えています．前では「どう判断し，どのように援助したか」，後ろでは「援助後，今後の未来に向けての計画や実施内容，必要とされる援助の方向性など」を付け加えます．そうすることで看護師の援助に対する考え方が看護観として反映されます．また，フォーカスチャーティングでは「主治医の指示はD（情報）ですか，A（援助・働きかけ）ですか」といった細かい悩みが現れています．これは，フォーカスチャーティングではAには看護師の守備（責任）範囲が書かれますので，看護師の責任範囲（信頼の原則）による看護師の実施だったら，Aに記録されると思います．

このような疑問点にこたえるために，次章よりフォーカスチャーティングの基本的な考え方，記録方法を解説していきます．

第2章 フォーカスチャーティング®の考え方

1 フォーカスチャーティングとは

フォーカス（Focus）とは，「ねらいを定める，焦点をあてる」という意味です．フォーカスで何に焦点をあてるかというと，健康問題，健康問題を裏づけする（同定の根拠）問題，具体的な状態，具体的な症状，気がかり，健康面を解決するために行った援助，検査，指導および教育などの関心事です．

フォーカスチャーティングは，焦点をあてた患者の健康問題，具体的な状態，具体的な症状，関心，気がかり，出来事，健康面などに関する観察事項（情報）に対して行った援助活動，援助活動に対する患者の反応を，看護過程に基づいて系統的に記録し，医療従事者間に効果的に伝達するものです．

1）フォーカス・ノートに記載される４つの構成要素

フォーカスチャーティングは，F：D－A－Rで構成されています．

F：(Focus　フォーカス)
D：(Data　データ)
A：(Action　アクション)
R：(Responce　レスポンス)

① 日　時

観察，援助した時刻を記入します．後で記録する場合でも援助を行ったその時の時刻を記録します．

② F（フォーカス）

看護師がどのような情報（出来事）に注目したか，焦点をあてた患者の問題，具体的な状態，具体的な症状，関心，気がかり，出来事，健康面を解決するために行った援助，検査，指導および患者・家族教育などです．

③ D（データ：情報）

フォーカスに基づいて，あるいは偶発的，突発的な出来事について観察した主観的，客観的な事実の情報を記載します．

事実でない情報の記録例を紹介します．

「D：朝，訪室すると，ベッドから床に転落しているのを発見する」

この記録者は，ベッドから患者が転落しているところを見ていたのではないので事実の情報ではありません．事実の情報は，「D：ベッドの下の床に横たわっているのを発見する」になります．

④ A（アクション：援助・働きかけ）

フォーカスおよびデータに基づいて実際に行った過去・現在の援助・働きかけ，これから先の未来についての援助活動および計画などを記録します．

アクションは，患者の問題行動や健康増進に向けて看護師がどのようにして援助したのか，患者の行動変容を目指した記録です．このアクションが患者にとってどうだったのか，看護師へ「R：レスポンス」として返ってきます．このアクションとデータが混同されて記録されていることが多々あります．その理由は，看護師が「A：援助行為」と「D：情報収集のための働きかけ」の違いに気づいていないことにあります．

⑤ R（レスポンス：評価）

援助を行った看護師に対する患者からの評価です．看護師の援助活動の結果に対する患者の反応を記録します．

実施後，患者から言葉や行動の変容で反応が得られない場合は，R に患者の事実の「姿」を記載します．

◉例えば,

D　ラジオ体操の時間になるが，布団をかぶったままでいる.

A　「○○さん，ラジオ体操の時間ですよ．一緒にしましょう．天気もいいですよ」

R　……無言で，布団から出ようとしない.

〔例 1　フォーカスチャーティングでの記載例〕

月　日	時　間	F（フォーカス）	D（情報）　A（援助）　R（評価）	
11/27	2：30	不本意な入院に対する怒り	D	「何でわたし，ここにいるんですか．退院させてください．人権擁護局に今から電話します」と興奮して来詰する.
			A	「今は，夜中の 2 時半です．人権擁護局の人もいないと思います. 入院が納得できないようでしたら，朝にもう一度話をしましょう．それから人権擁護局に電話されてもいいのではないでしょうか」と説明し，入眠を促す.
			R	「そうですか，じゃ明日します」と言って，電話帳を開いて何かを検索している.

2　フォーカスチャーティングの縦読みと横読みによって伝達される内容

フォーカスチャーティングの特長は，看護師が患者の「どのような情報に注目」したか,「縦読み」ですぐにわかることです．そしてさらに, 看護師がどのような考え（看護観）で，どのような手段で対応，働きかけ，援助したか，その内容が「横読み」で明らかにされるということです．その結果，看護師の対応，働きかけ，援助が有効なものであったかどうかの評価が，医療従事者間へ情報として継続的に伝達されます.

医療従事者間へ伝達される記録内容は, まず F（フォーカス）の欄で決定されます．これは，記録者が記録を読む人に何を伝達しようとしているのか，F（フォーカス）で一目瞭然になるということです．すなわち記録者が患者の問題についてどう注目したか，また継続的に援助を必要とする F（フォーカス）であったかが問われることになります.

point!

F（フォーカス）は，看護師が今注目している患者の問題を一目瞭然に伝達する

3 フォーカスとして使用する用語

フォーカスとして使用する内容について，スーザン・ランピーは以下の事項をあげています．

① 現在の患者の関心あるいは行動（例：肥満恐怖）
② 患者の状態あるいは行動上の重要な変化（例：被害妄想による他患への暴言）
③ 患者の治療における重要な出来事（例：絵画療法への参加）

ここでは，精神科看護の場面でフォーカスとして多く使用されている用語を参考までにあげてみました．

① 現在の患者の関心あるいは行動

例：母同伴による入院，父同伴による退院，単独外泊，買い物外出，社会復帰に向けての転入，他患とのトラブルにより転出，不安や心配，母親の面会　など

② 患者の状態あるいは行動上の重要な変化

例：幻聴，幻覚，妄想などの精神症状（内容を特定する），自殺念慮・企図（内容を特定する），興奮（内容を特定する），行動の異常（徘徊など），向精神薬の副作用症状（振戦，ジスキネジアなど），生活（機能）障害（内容を特定する），人間関係の変化，余暇活動への参加　など

③ 患者の治療における重要な出来事

例：保護室・個室の使用（第６章　精神保健福祉法に基づいた記録の要件とフォーカスチャーティング®参照），服薬の状態（治療不信による拒薬），作業療法への参加，活動療法への参加，SST への参加　など

4 フォーカスで使用してはならない用語

1995 年，スーザン・ランピーはフォーカスで使用すべきでない用語として，以下の４つをあげています．

① 状　態
② 一般の
③ まとめ
④ 単　語

① 状　態

消化器症状（消化器の何をフォーカスしているか不明）

呼吸器症状（呼吸器の何をフォーカスしているか不明）
精神症状，精神状態，一般症状，腹部症状など

② 一般の

バイタルサインの測定（体温，脈拍，呼吸，血圧など）
ルーティンケア（洗髪，清拭など）

③ まとめ

この「まとめ」とは，POS の構成部分である「サマリー」とは異なります．各シフトで何も問題のない場合，よく叙述的に記録されるもので，勤務帯ごとに「終日穏和に過ごされ，同室の患者とも人間関係良好で，食事，睡眠ともに変わりない」などと記載されるような「記事の羅列」を「まとめ」といいます．

④ 単　語

単語の意味が看護師個々人によっていろいろな意味にとらえられる用語をいいます．
例えば，「セルフケアの不足：更衣」といっても何を伝達したいのかわかりません．
「自力で更衣できない」とすれば，自分で衣服の交換ができないと読み手に伝わります．
特に，看護診断用語をフォーカスに使用するときは注意します．

これらの用語の使用は，情報伝達において，記録した看護師が読み手の看護師にどういった情報を伝達しようとしているのか明確にされないので，使用を避けなければなりません．

5 フォーカスチャーティングのキーポイント

フォーカスは何に注目すればよいかとよくたずねられますが，フォーカスチャーティングは本来，看護過程に基づいて記録される（p.20 参照）もので，アセスメントされた患者の健康問題に焦点があてられるものです．いうなればアセスメントした看護師の判断によるところが大きいともいえます．
ここでは，看護過程に基づいた実施記録は「何に焦点をあてているのか」を明らかにし，それがフォーカスチャーティングのキーポイントになることを説明します．

では，例 2 を参考に説明します．

〔例 2：脳梗塞による片麻痺の患者〕

● 基本的欲求の未充足状態の診断

脳梗塞の片麻痺に関連した身体運動性の障害

臨床症状　・終日臥床が多い
・健側は多少筋力の低下がある
・車椅子移乗には全介助を必要としている

● 基本的欲求の充足状態
健側の残存機能を強化し，車椅子で日常生活ができるようになる
● 基本的欲求の充足範囲
① 6/12 までに，端座位バランスを 1 分間保つことができる
②患側の筋肉，拘縮が出現しない

一般的に具体的な援助は基本的欲求の充足状態，基本的欲求の充足範囲に向かってなされると思います．それは，看護評価が，患者が自力で基本的欲求を満たすことができたかどうかが評価の指標となるからです．援助の実際は基本的欲求の充足状態，基本的欲求の充足範囲ではなく臨床症状の改善・回復・維持・強化・補填に向かってされていると思います．

すなわち，この例 2 では「脳梗塞の片麻痺に関連した身体運動性の障害」がある患者への援助は，臨床症状として観察された未充足となっている　①終日臥床が多い，②健側は多少筋力の低下がある，③車椅子移乗には全介助を必要としている　ことに対しての援助になります．その結果，基本的欲求の充足状態，基本的欲求の充足範囲を満たすことができたかどうかが評価されます．

よって，基本的欲求の未充足状態の診断のフォーカスは「身体運動性の障害」の同定にかかわる臨床症状　①臥床，②筋力低下，③車椅子移乗　などにあてられ，「身体運動性の障害」に対する援助行為が D（情報），A（援助・働きかけ），R（患者の反応・評価）として記録されます．またフォーカスは，アセスメントした看護師の判断によるところが大きいため，これらのフォーカスを具体的にすることもあります．例えば③車椅子移乗においては，移乗までに必要な行動の段階である端座位や自力による体位変換など，また，コミュニケーションにより，車椅子移乗へ向けての意欲を確認する場合もあるでしょう．

2 フォーカスチャーティングでの記録をどのように考えるか

フォーカスチャーティングは，ある出来事・現象に対して，（どのように考え）どのように援助・働きかけたのか，その結果，患者からどのような反応，あるいは変化（行動変容）が返ってきたのかを記録するものです．

point!

フォーカスチャーティングは看護師間のコミュニケーション手段である

送り手 ➡ 現在の姿・過去の確認・未来へ伝達 ⬅ 受け手

また，フォーカスチャーティングは，送り手となる看護師が，気になる・気がかりな「今ある患者の情報」を読み手（受け手）となる看護師へ伝達する記録です．

1 看護過程とフォーカスチャーティングは同じサイクルである

図 1 の流れから理解されるように，看護過程はアセスメントするために情報を収集し，今ある患者の健康問題を特定し，看護計画を立案します．そして，特定された健康問題を解決するために具体的な援助計画を実施します．さらに，実施後の行動変容を評価します．

フォーカスチャーティングも看護過程と同じ流れになっています．D（情報）は F（フォーカス）を特定します．看護問題も同じです．不十分な情報では看護問題は特定できないように，フォーカスチャーティングでは，D（情報）が不十分だと，F（フォーカス）が間違ったものになります．看護師の主観や憶測は記載せず，見た・聞いた・測定したありのままの事実を F として記載します．A は，患者の行動変容をもたらすための計画の実施（援助・働きかけ）です．アクシデントがあり，突然発生した健康問題について計画を実施した場合，A（アクション）/P（プラン）と記載します．このように，計画立案自体が A のなかに含まれます．

フォーカスチャーティングの R（評価）は，患者からの看護師に対する援助行為の

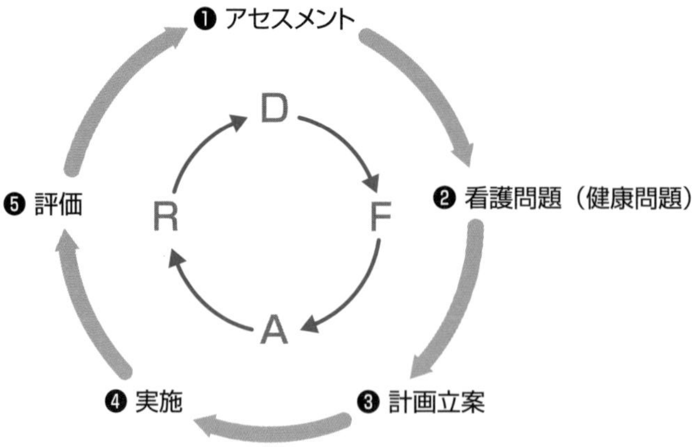

図 1　看護過程とフォーカスチャーティングのサイクル

評価です．よくある誤りとして，看護師の実施した援助行為の評価になっている記録をみますが，患者からみればどうかの評価です．R（評価）には，患者の言葉や反応，行動変容を記載します．

2 フォーカスチャーティングでの思考過程

フォーカスチャーティングは，記録者のどのような思考過程で記録されるのか考えてみたいと思います．

フォーカスチャーティングは図 2 のように，看護師（記録者）の知覚（何を見て）－思考（どう考え・どう思い）－行動（援助・働きかけ）の結果に対する患者の評価が記録されるところに特徴があります．

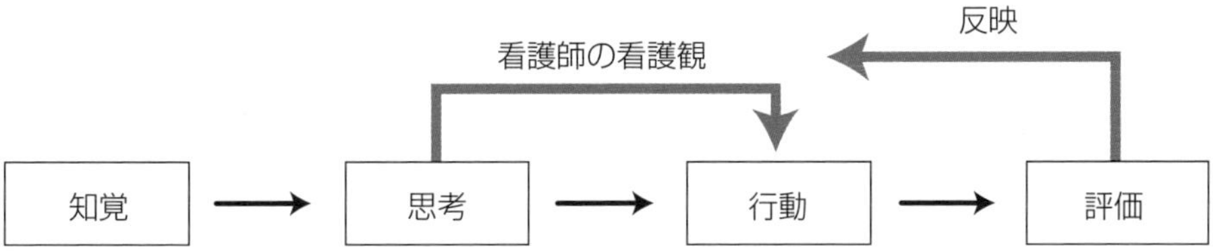

図 2　フォーカスチャーティングの考え方

フォーカスチャーティングは患者中心の記録といわれていますが，記録された内容が，患者中心の記録で看護に役立つ記録であるか，さらに看護師間のコミュニケーションとして価値あるものであるかが看護記録として重要です．さらには情報開示できる記録になっているかは，記録者の思考（どう考え・どう思い）に影響されます．これは，看護師が援助する際，「今患者に生じている現象」に対して，どう考え・どう思い，どのような行動（援助）を選択したかといった看護師個々の看護観が反映されるからです．

point!

フォーカスに基づく援助・働きかけの内容は，看護師個々の看護観の反映である

例 3 を参考に考えてみましょう．

〔例 3〕

ある朝，N 看護師が朝食前の牛乳を，山田さんの食膳に置こうとしたとき，A さんは N 看護師に言いました．

「わたし，冷たい牛乳はだめなんです」

山田さんのこのような反応に対して，N 看護師はどう思ったでしょうか．おそらく，次のような 2 つの思いがあったのでないかと推測されます．

- **①の考え　なんて，わがままな患者でしょう**
- **②の考え　山田さんの食ニーズに合っていないのだろうか**

先ほどの「看護師個々の看護観に反映される」と説明した理由は，この①と②の思考の違いがその後の援助内容に反映されるからです．つまり，山田さんの「今生じている現象」に対して，どう考え・どう思い，どのような行動（援助）を選択したかでその後の援助内容が，患者中心の望ましい援助であるかどうかになるということです．

では「選択で援助内容が変わる」を考えてみましょう．

①を選択した場合はどうでしょうか．おそらく，山田さんの「わがまま」にフォーカスがあてられ，それを問い正す行動がなされると思います．

N 看護師　「だめですよ．飲まないと．牛乳はからだにいいんですよ．骨の素を補給する大事な栄養源ですよ」

「牛乳は嫌いですか．それともヨーグルトと交換しましょうか」

山田さん　「もういいですよ．いりませんよ」

N 看護師　（心のなかで「本当にわがままなんだから」）

〔例 3　①のフォーカスチャーティング〕

月　日	時　間	F（フォーカス）	D（情報）　A（援助）　R（評価）
10/11	7：00	朝食の牛乳拒否	D「わたし，冷たい牛乳はだめなんです」と
			言う．
			A からだに必要な栄養源であることの説明
			と，ヨーグルトへの代替えの希望を問う．
			R わがままなのか「もういいですよ．いり
			ませんよ」と反応あり．

では，②を選択した場合はどうでしょう．山田さんの「ニーズ」にフォーカスがあてられ，どうすれば山田さんのニーズに合った援助ができるか，共に考えるような行動へ発展すると考えられます．

N看護師　「どうされました．牛乳は嫌いですか．何か希望がありますか」
山田さん　「わたし，冷たい牛乳はだめなんです」
N看護師　「冷たい牛乳はだめなんですか」
山田さん　「ええ」
N看護師　「どうすれば，希望に合いますか」
山田さん　「温めてもらえれば…」
N看護師　「よろしいですよ．温めたら飲めますか」
山田さん　「本当にそうしてもらえるの」
N看護師　「よろしいですよ」
山田さん　「助かるわ．冷たい牛乳を飲むと，下痢をするんです」
N看護師　「そうですか，明日から気をつけますね」

〔例3　②のフォーカスチャーティング〕

月　日	時　間	F（フォーカス）	D（情報）　A（援助）　R（評価）
10/11	7：00	冷たい牛乳が体質に	D　「わたし，冷たい牛乳はだめなんです」
		合わない	と言う．
			A　理由を聞き，冷たい牛乳を飲むと下痢を
			すると言うので温める．冷たい牛乳では
			下痢を起こすので，明日からの食膳の牛
			乳は温める必要あり．
			R　ニーズに合ったのか，助かるとの反応あ
			り．

このように，フォーカスチャーティングは，看護師へ患者の援助行為が具体的に反映されるので，患者中心の記録といわれています．また，ある一面では，看護師の考えに基づいた行為が患者から評価として返ってきますので，看護師の援助行為の振り返りを学習する機能を備えているといえます．

そして，A（援助・働きかけ）で計画が立案されていますので，A/Pとして看護計画へ援助方法を立案します．

point!

フォーカスチャーティングは，看護師の考えに基づいた援助行為が患者から評価として返ってくる記録である

3 フォーカスチャーティングの効果的な書き方

1 フォーカス（F）のあて方

（1）フォーカスは何にあてるのか

看護師が記録に残し，伝達しなければならないと思ったもの（問題にあがったもの）であれば，それがF（フォーカス）になります．記録に際して，いくつかの約束事があるだけです．

（2）フォーカスとして取り上げられるもの

① 患者に対する現在の関心あるいは行動

② 患者の状態あるいは行動上の重要な出来事

③ 患者の治療における重要な出来事

（3）フォーカス・コラムに書かれないもの

① 状態

② 症状

③ まとめ

④ 単語

フォーカスには，援助・働きかけの内容を示す用語は書かない．例えば，「体位変換」など．

（4）記録においてフォーカスが先か，経過記録が先か

① フォーカス（F） → 経過記録（D－A－R）

② 経過記録（D－A－R） → フォーカス（F）

記録にあたり，フォーカスから先に記録すると，患者の表面に表れた現象にフォーカスされるため，アセスメントより情報が先になり患者の正しい情報を誤って記録することがあります．結果的には，焦点のずれたアセスメントになる危険性があります．例を紹介すれば次のようなものです．

〔例４〕

夜間２時頃，病室で患者たちが口論していたので，当直の看護師が訪れると，認知症があり夜間せん妄のある患者Ａさんに高齢の患者Ｂさんが，「どうしてわたしの布団に寝るのか」と言って口論していた．Ａさんに理由を聞くとトイレに行って戻るときに部屋を間違えたと言う．その場は，夜間でもあり，ここはＡさんの部屋でないことを説明し，またほかの患者にも迷惑になるということで，いったんＡさんには自室に帰ってもらった．

Ａさんのフォーカスチャーティングをみると次のようでした．

〔例４　Ａさんのフォーカスチャーティング〕

日　時	Ｆ（フォーカス）	Ｄ（情報）Ａ（援助）Ｒ（評価）	
2：00	隣部屋のＢさんと口論	Ｄ	トイレに行き，戻るときに自室がわからずＢさんの部屋に間違って入り，Ｂさんの布団に入ろうとしたところ，Ｂさんと口論になったと言う．
		Ａ	夜中でもあり，ほかの患者に迷惑になるので，いったん自室に連れて行く．
3：00	他患への迷惑行為なし	Ｄ	睡眠中．

高齢者の病棟ではよくある光景です．見当識の乏しい患者では，夜間トイレに行き戻るときに自室がわからず，よく間違えてほかの患者の部屋に入り，口論となることが多いようです．この記録は，フォーカスを先に記録したため，誤ったフォーカスになっています．このような記録は，結論を急いで記録した場合のフォーカスにみられます．

フォーカスの間違いはどこでしょうか．

フォーカスの「隣部屋のＢさんと口論」は，看護師が見た事実を記載していることには間違いありませんが，「なぜ」Ｂさんと口論になったのかアセスメントできていません．

この場合は，経過記録（Ｄ－Ａ－Ｒ）を先に記録すると，次のようなフォーカスになります．

〔修正例４〕

日　時	F（フォーカス）	D（情報）　A（援助）　R（評価）
2：00	見当識障害による自室誤認で他患とのトラブル発生	D　トイレに行き，戻るときに自室がわからずＢさんの部屋に間違って入ったと言う．自分の布団がわからないので，Ｂさんの布団に入ろうとしたところ，Ｂさんから文句を言われ口論になったと話す．
		A　ここは，Ａさんの部屋でないことを説明する．夜中でもあり，ほかの患者に迷惑になるので，いったん自室に連れて行く．夜間せん妄による症状かもしれないので，毎夜間の観察をする必要あり．
3：00	夜間せん妄なし	D　睡眠中．

このように，経過記録を先に記録すると，正しい情報を得ることができ，フォーカスもアセスメントとして記載されます．さらに，ＡをA/Pとして，看護計画に立案してもよいでしょう．

フォーカスを先に記録する場合は，フォーカスを念頭に置いて観察した内容を経過記録に記録するため，正しい情報を得ることができなくなるばかりでなく，誤ったアセスメントになる危険性があります．

point!

フォーカスにはアセスメントが書かれるので，経過記録を先に記録すると，フォーカスを特定しやすい

2　経過記録に書かれるＤ－Ａ－Ｒ

経過記録に書かれる記録は，Ｄ－Ａ－Ｒが基本ですが，これだけでなく多様にあり，

　Ｄ，　Ｄ－Ａ，　Ｄ－Ｒ，　Ａ，　Ｒ，　Ａ－Ｒ，　Ｒ－Ａ

と，状況に応じて記録されます．

フォーカスチャーティングでは，Ｄ－Ａ－Ｒそれぞれに意味があります．D/AやA/Rのようなスラッシュでまとめた短縮形では書きません．特例として，A/PとP/Aがあります．

フォーカスチャーティングは，基本的にはＦ：Ｄ－Ａ－Ｒで構成されますが，必ずしもこの限りではありません．例えば，Ｆ（フォーカス）：Ｄ（情報）であったり，Ｆ：Ａ（援助・働きかけ）－Ｒ（評価）だけの場合，もしくはＦ：Ｄ（情報）－Ａ（援助・働きかけ），Ｆ：Ｒ（評価）であったりもします．このように，フォーカスチャーティングは，その場その時の看護師の状況に応じて記録が構成されると理解すべきです．

point!

フォーカスチャーティングの記録は，必ずしもF：D－A－Rで構成されない

4 フォーカスチャーティングの記録の構造

新しくフォーカスチャーティングを導入された施設の看護記録をみせてもらうと，次のような記録上の問題がみつかることがよくあります．

1つめは，POSの記録とフォーカスチャーティングとを混在した記録です．これは，POSの記録からフォーカスチャーティングに切り替えた施設においてよくみられます．つまり，POSのA（アセスメント）とフォーカスチャーティングのA（援助・働きかけ）を混同して記録されていることです．

2つめは，フォーカスがフォーカスとなっていない記録です．これは，フォーカスした内容が，違ったフォーカスの記録になっているということです．

このような記録上の問題をなくすには，フォーカスチャーティングの成り立ち「記録の構造」をきちんと理解する必要があります．記録の構造とは，F：D－A－Rの公式でなく，その公式に含まれている考え方をいいます．

1）F：D－A－Rに含まれる記録の構造

フォーカスチャーティングは，フォーカスした現象について観察した内容を記録し，それについて看護介入し，その結果，患者からどのような反応，あるいは評価があったかを記録します．しかし，記録に際して「このように理解しないと記録がうまく書けない」といった構造の部分があります．

（1）A(援助・働きかけ)には，前後を構成する「判断・考え」の2つがある

① Aの前を「判断・考え」で構成する記録

D（観察）により，このように考え，Aを行った

この記録は，看護師の観察の内容に基づいた判断や考え（看護観）が，A（援助・働きかけ）の前に併合して記録されるものです．

〔例 5　食欲不振のある患者〕

月　日	時　間	F（フォーカス）	D（情報） A（援助） R（評価）
6/20	12：00	食欲不振	D　食欲なくあまり食べたくないと言う．
			倦怠感はない．
			食事に手をつけようとしない．
			A　一日の必要エネルギーが摂取できていな
		看護師の判断・考え →	いので食事を促す必要があり，
			少しでも摂取してみるよう促す．
			R　食事の勧めを拒否するが，しぶしぶ主
			食 1/2，副食 7/10 摂取する．
			「このご飯かたいね」と言う．

② A の後を「判断・考え」で構成する記録

A の結果はこのように判断される

この記録は，看護師が D（情報・観察）に基づいて援助・働きかけを行ったが，その結果はこのように考えた・判断されるといった記録で，A（援助・働きかけ）の後に併合して記録されるものです．

〔例 6　ベッドサイドで下肢の筋力増強訓練を受けている患者〕

月　日	時　間	F（フォーカス）	D（情報） A（援助） R（評価）
6/15	10：45	下肢の筋力低下：ベッ	D　前日は，下肢の挙上 5 秒止め 3 回可能．
		ドサイドリハビリテー	A　健肢の挙上運動 5 秒止め 10 回行うが，
		ション	倦怠感，気分不良あり．「この回数はきつ
			いです」と言うので，
			明日からのベッドサイドでの挙上運動は，
		看護師の判断・考え →	5 秒止め 5 回に変更したほうがよいのでは．
			R　顔はきつそうな表情だが，徐々にではある
			が 10 回できたことは筋力がついてきて
			いるといえる．

記録の例からわかるように，POS の記録からフォーカスチャーティングに切り替えた施設においては，A（援助・働きかけ）の前後を構成する判断・考えの 2 つを考慮すればうまく書けるようになると思います．

（２）フォーカスチャーティングの記録はフォーカスへの振り返りである

R（患者からの反応・評価）は，A（援助・働きかけ）からのストレートな「R」の記録ではありません．フォーカスチャーティングはF：D－A－Rの形式をとり，記録に際しては，DからA，AからRの流れはストレートになっていますが，必ずしもRはAからのストレートなRの記録でないということです．

図３のフォーカスへの振り返りで理解されるように，R（評価）を記録する場合，A（援助・働きかけ）に対してのR（評価）ですが，それはすべてフォーカスを意識して記録されるということです．つまり，フォーカスを意識して記録しなければ，フォーカスとかけ離れたR（評価）の記録になるということです．

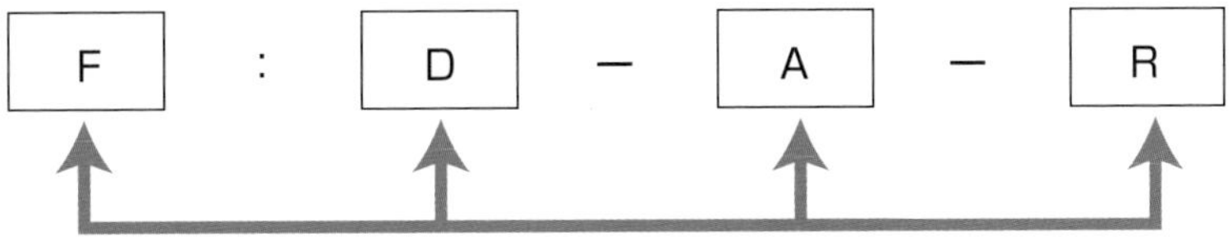

図３　フォーカスへの振り返り

〔例７　フォーカスとD－A－Rが一致していない記録〕

月　日	時　間	F（フォーカス）	D（情報）　A（援助）　R（評価）
6/1	10：00	PC：低血糖	D　BP＝192/90mmHg，T＝36.4℃，
		BSチェック	P＝64（整），頭痛なし，気分不良なし．
			A　血圧が高めであるので，頭痛がないか
			問う．
			R　「気分悪くありません」

※PC（potential complication）…合併症の可能性の意味

例７は糖尿病で血糖のコントロールを受けている患者の，血糖値のチェックを行った記録ですが，実際の記録は血圧の変動による頭痛にフォーカスがあてられています．また，フォーカスしたBS測定値の記録もありません．このような記録は看護師の関心がフォーカスに向いていない場合に生じます．

次の修正例７のように修正します．

〔修正例 7　血圧の変動に伴う頭痛，PC：低血糖〕

月　日	時　間	F（フォーカス）	D（情報）A（援助）R（評価）	
6/1	10：00	高血圧に伴う頭痛	D	BP＝192/90mmHg，T＝36.4℃，
				P＝64（整），頭痛なし，気分不良なし．
			A	血圧が高めであるので，頭痛がないか問う．
			R	「気分悪くありません」
		PC：低血糖	D	BS チェック：138

〔例 8　フォーカスと R が一致していない記録①〕

月　日	時　間	F（フォーカス）	D（情報）A（援助）R（評価）	
6/2	9：00	尿意感覚減少	D	腹部膨満感なし．尿意なし．
			A	排尿を促すため，ポータブルトイレ移動
				介助し，排尿を促す．
			R	体動，移動を拒否し，起き上がろうとし
				ない．

例 8 は高齢のため，尿意の感覚が減少しているので，排尿をポータブルトイレで試みようと介助した記録です．援助の実際は排尿を促すことで尿意感覚の回復をねらっているようですが，実際の記録では，A（援助・働きかけ）は患者の移動動作，R（評価）は行動の意欲に対しての記録になっているので，記録上では F（フォーカス）と R（評価）が一致していません．次のように修正します．

〔修正例 8　自力での行動意欲が乏しい〕

月　日	時　間	F（フォーカス）	D（情報）A（援助）R（評価）	
6/2	9：00	自力での行動意欲が	D	腹部膨満感なし．尿意なし．
		乏しい	A	排尿を促すため，ポータブルトイレ移動
				介助し，排尿を促す．
			R	体動，移動を拒否し，起き上がろうとしな
				い．

〔例 9　フォーカスと R が一致していない記録②〕

月　日	時　間	F（フォーカス）	D（情報）A（援助）R（評価）	
6/7	11：00	排尿に必要な腹筋力	D	腹部膨満感あり．尿意なし．飲水 350ml.
		の低下	A	排尿を促すため，ポータブルトイレ移動
				介助し，腹圧をかけられるよう座位にし，
				下腹部に力を入れるよう説明する．
			R	興味のある貼り絵をしていたためか，座
				位による苦痛なし．

自力で排尿するために必要な腹筋力の低下があり，ベッド上では腹圧をかけることができないので，ポータブルトイレに移動し，座位の状態で排尿を促した記録です．患者の反応は，座位による苦痛なしになっています．明らかに，F（フォーカス）とR（評価）が一致していません．次のように修正します．

〔修正例９　排尿に必要な腹筋力の低下〕

月　日	時　間	F（フォーカス）	D（情報）　A（援助）　R（評価）
6/7	11：00	排尿に必要な腹筋力	D　腹筋の筋硬直弱く腹部膨満あり．尿意な
		の低下	し．飲水 350ml.
			A　排尿を促すため，ポータブルトイレ移動
			介助し，腹圧をかけられるよう座位にし，
			下腹部に力を入れるよう説明する．
			R　腹圧による排尿はないが，座位は「きつ
			くありません」と言う．

第3章 フォーカスチャーティング®の方法

フォーカスチャーティングは，F：D－A－Rで構成されますが，先に述べたとおり，記録にあたっては必ずしもそうでないと認識すべきです．このことを明確にしないと，これからフォーカスチャーティングを取り入れようと検討している施設や初心者においては，とまどいを生じることになります．POSがわが国に導入された当時，初心者の看護師には，POS－SOAPでA（アセスメント）を含んで系統的に記録できず，S・O・S・O，S・O・Sといった記録がみられたようです．今度は，F（フォーカス）は何を書けばよいのかわからない，R（評価）の基になるF（フォーカス）がない，あるいは，R（評価）とD（情報）が混同するといった記録が現れないともかぎりません．

フォーカスチャーティングの方法としては，第1には看護過程の計画立案に基づいてフォーカスチャーティングする場合と，第2にまだ看護過程で計画立案されていないが，患者に偶発的に生じた問題，状態の変化，突発的な症状，何か気になるといった患者への関心，出来事などを解決するために行った援助，検査，指導，教育などのフォーカスチャーティングという2通りが考えられるということです．

フォーカスチャーティングでF（フォーカス）がはっきりしないといった原因の多くは，注目するフォーカスの基となるものを明確にしていないことがあげられます．つまり「今，わたしが観察している，行っている」ことは，「どのような健康問題（基本的欲求の未充足の診断）に基づくもの」であるか，また「どのような出来事（病状の悪化）」に対してか，さらに「患者の何を伝えたい（看護行為）」のかと，自分自身に問いかけてみれば明確になると思います．

フォーカスチャーティングは本来，看護過程に基づいて記録されるもので，アセスメントされた結果，導き出された患者の健康問題に焦点をあてるものです．言うなればアセスメントした看護師の判断によるところが大きいともいえます．

よく「フォーカスチャーティングがうまく書けない．どうすればうまく書けますか」と質問されます．このことは，すべての看護記録方式にいえることですが，書けないのではなく記録する情報不足，つまり何を記録したいのか明確にされていないことに原因があるようです．うまく書けるようになるためには，当たり前ですが，まず記録者が患者をきちんと知っていることです．そして，患者の側に行き，話をよく聞くことができないとうまく書くことにはつながりません．

point!

フォーカスチャーティングをうまく書くには，患者の側に行き，話をよく聞き，患者のことをよく知ることである

1 看護過程に基づき，目的意識をもって援助活動をしたフォーカスチャーティング

看護は，看護過程に基づいて計画的に行われますが，看護記録も計画に基づいて実施あるいは観察した患者のありさまが記録されます．ここでは，看護過程に基づき，目的意識をもって援助活動をしたフォーカスチャーティングとはどのようなものか説明します．

では，以下の例 1 を参考に説明します．

〔例 1　64 歳男性．統合失調症で入院〕

基本的欲求の未充足状態の診断：被毒妄想による拒食に関連した体重減少

● 臨床症状　標準体重より 25%減少
血液検査の総タンパク質が低下している
ご飯の中にヒ素が入っていると言って，食事をしない
だれか俺を殺そうとしている

● 基本的欲求の充足状態
標準体重に戻る

● 基本的欲求の充足範囲
① 6/12 までに，ご飯の中にヒ素は入っていないとわかる
②安心して，食事をすることができる

この例 1 のように，被毒妄想による拒食がある患者への援助は，健康問題（体重減少）に裏づけされた臨床症状の，①標準体重より 25%減少，②血液検査の総タンパク質が低下している，③ご飯の中にヒ素が入っていると言って，食事をしない，④だれか俺を殺そうとしていることに対して援助を行うことになります．その結果，基本的欲求の充足状態，基本的欲求の充足範囲を満たすことができたかどうかを評価することになります．

よって，基本的欲求の未充足の診断のフォーカスは「体重減少」の裏づけにかかわる臨床症状である，①血液検査の総タンパク質のデータ，②妄想の内容（ご飯の中にヒ素が入っている），③だれか俺を殺そうとしているといった不安の言動，などにあてられ，「体重減少」に対する援助行為が D（観察），A（援助・働きかけ），R（患者の反応・評価）として記録されます．また F（フォーカス）は，アセスメントした看護師の判断によるところが大きいため，さらに，これらを具体的にすることもあります．例えば，③ご飯の中にヒ素が入っていると言って食事をしない，④だれか俺を殺そうとしている，などでは，③については，病院食は食べないが，外部の食事ではどうなのか，④では，だれかが特定されている場合では，その特定者との人間関係，などをフォーカスする場合もあるでしょう．

point!

看護過程に基づくフォーカスチャーティングは，基本的欲求の未充足状態の診断および健康問題を裏づける臨床症状に注目する

今度は，事例を変えて考えてみましょう．

〔例 2　56 歳男性．高血圧症により脳出血で入院〕

基本的欲求の未充足状態の診断：脳血管障害に伴う左上下肢の麻痺に関連した便秘

● 臨床症状　水分の少ない硬便
4 ～ 5 日に 1 回の排便
聴診による腸の蠕動運動低下
食欲不振，触診による腹部膨満

● 基本的欲求の充足状態
自然排便があり，排泄の基本的欲求が充足される

● 基本的欲求の充足範囲
1/20 までに大腸の刺激で排便がある

〔例 2 のフォーカスチャーティング〕

月　日	時　間	F（フォーカス）		D（情報）　A（援助）　R（評価）
1/16	10：00	3 日間の便秘	D	3 日間排便なし．触診で便の停滞あり．聴
				診で腸グル音弱い．
			A	冷牛乳 100ml 飲用．時計回りの大腸マ
				ッサージ 1 分間実施．
				（患者の腹部不快や苦痛の緩和のために）
				反応時のナースコール説明する．
			R	腸グル音やや活発．反応便なし．お腹の
				変化はないと言う．
	11：00	反応便あり	R	ナースコールあり．多量の有形便あり「す
				っきりした」と言う．

例 2 のフォーカスチャーティングでわかるように，基本的欲求の未充足状態の診断に基づく場合の記録は，何に F（フォーカス）をあて（この場合は 3 日間の便秘），何を目的（排便があり，患者の腹部不快や苦痛の緩和のために）に，どのような援助（冷牛乳 100ml 飲用と大腸マッサージ）を行ったか，その結果，患者の反応はどうであったか，系統的に F：D － A － R と順を追って記録します．

point!

看護過程に基づくフォーカスチャーティングは，F に焦点をあて，系統的に D － A － R と順を追って記録する

2　偶発的，突発的な出来事のフォーカスチャーティング

〔例３　日勤帯の検温時，患者から食欲不振を訴えられた〕

〔例３のフォーカスチャーティング〕

月　日	時　間	F（フォーカス）	D（情報）A（援助）R（評価）
1/17	9：30	４日間の便秘による食欲不振	D　ここ２〜３日食欲がないと言う．話を聞くと３〜４日排便がないと言う．触診すると便の停滞あり．聴診では腸グル音弱い．
			A　腹筋運動の説明と時計回りの大腸マッサージ１分間実施指導．（患者の腹部不快や苦痛の緩和のために）
	10：00	４日間の便秘	R　反応便なし．お腹の変化はないと言う．
	11：00	反応便あり	R　排便多量にあったとの報告．
	12：30	便秘による食欲不振改善	R　昼食全量摂取．おいしかったと言う．

例３のフォーカスチャーティングは，偶発的，突発的な出来事があり，その場で援助活動したフォーカスチャーティングです．例１，例２と比較してわかるように，例３では看護師は患者の健康問題を意識していないので，まず問題の所在となる情報収集からはじめなければなりません．フォーカスチャーティングは看護師の援助活動の結果に対する評価が問題とされますので，何に焦点（フォーカス）をあてて援助したかは，評価によって決まります．この場合の記録は，一時的に発症した症状や反応を記録します．そして後でＦ（フォーカス）を特定します．継続すべき健康問題なのか，基本的欲求の未充足状態として診断すべきかどうかをカンファレンスで情報交換して特定します．

例３の場合は，９時30分の検温時に患者が看護師に食欲不振を訴えています．このことから誤って「食欲不振」にＦ（フォーカス）をあてかねません．なぜ「食欲不振」なのかをアセスメントします．偶発的，突発的な出来事などにより援助活動したフォーカスチャーティングはＤ－Ａ・Ｒ，もしくはＤ－Ａ－Ｒ・Ｒを記録した後に，Ｆ（フォーカス）「４日間の便秘による食欲不振」を特定したほうが，視点のずれを防ぐことができます．

point!

看護過程に基づかない，偶発的，突発的な出来事などにより援助活動したフォーカスチャーティングは，Ｄ－Ａ・ＲもしくはＤ－Ａ－Ｒ・Ｒの結果でＦを特定する

3　コミュニケーションのフォーカスチャーティング

精神科における看護記録は，患者の身体面や病状に主眼を置いているものと，コミュニケーションに主眼を置いているものに大別されます．特に精神科における看護は，言葉による援助・働きかけが主にあります．経時的記録では，患者とのコミュニケーション内容を情報伝達するには不便です．そこで，フォーカスチャーティングの縦読みと横読みで内容を理解できるという利点を活かしたコミュニケーション記録を紹介します．

〔例4　60 歳代の女性．統合失調症で入退院を繰り返している〕

1 日の大半が妄想のなかに浸っているが，話しかけると返答もあり，身の回りのことは自分でできている．妄想には誇大妄想，幻覚，被害妄想による強迫観念などがみられる．また妄想に支配された生活で，レクリエーションなどの活動にはあまり参加していない．

〔例4のフォーカスチャーティング〕

月　日	時　間	F（フォーカス）	D（情報）A（援助）R（評価）
9/10	10：30	固執した信念保持	D　Pt：「検温のとき逆にされるとよ．熱族が来て体温を 2 倍にするとよ」
			Ns：「今日は何℃でしたか？」
			Pt：「36.5℃」
			Ns：「きついですか？」
			Pt：「きつくないです．でも熱族が来て体温を 2 倍にしないといけないです．2 倍族や 3 倍族が来たりする」
			Ns：「それでは明日はわたしが体温を測りましょうか？逆になっていたら教えてください」
			Pt：「明日してくれる？本当に？明日逆にならんようにしてね」
9/13	10：00	固執した儀式へのこだわり	D　Ns：園芸の時間になり園芸を勧める．
			Pt：「いろいろ退治せんといかんけん園芸する暇ないとよ」
			Ns：「何を退治するんですか？」
			Pt：「いろいろとよ」
			と言うなり部屋のベッド横で壁側を向いてしゃがみ込んで

月　日	時　間	F（フォーカス）	D（情報）A（援助）R（評価）
			「橋本さんいらっしゃいます？もう退
			治した？共産党の過激派は自害しな
			さい」
			と小声でぼそぼそとつぶやいている．
			Ns：「何を退治しているんですか？」
			Pt：「いろいろよ」
			Ns：「Aさんがしないといけないんです
			か？Aさん一人でするんですか？」
			Pt：「そうよ．大変よ．ほんとおおごとよ．
			いつも3時間しか寝られんとよ」
			と言って，また壁側を向き小声でぼ
			そぼそとしゃべっている．
9/14	10：00	清潔に対する過度な	D　Pt：「分泌物をいっぱい出させるとよ」
		こだわり	と顔を激しく洗っている（3分程連
			続して）．
			Ns：「きれいになりましたか？」
			Pt：まったく反応なし．
			Ns：肩を叩いて刺激をして
			「きれいになりましたか？」
			Pt：顔を洗うのをやめる．
			「分泌物をいっぱい出させるけん困
			る．きれいにせんといかんとよ」
			と言って部屋に戻る．
9/15	9：30	検温に対しての納得	D　朝，訪室するとすぐに
			Pt：「今日は熱を測ってくれるんやろ？」
			Ns：「そうですよ．きちんと測って逆に
			ならんようにしましょう」
			Pt：「また熱族が熱を上げに来たとよ」
			と言って腋を触ってみている．
			「今いいかもしれない．今ちょうどい
			いよ．今測ってみよう」
			と言って体温を測る．
			Ns：体温を測っているときに
			「体温計のとがったところを腋の真ん
			中に置いて腋を締めると正確に測れ
			ますよ．そしたら逆にならないと思
			いますよ」
			R　Pt：体温の測定値が35.7℃であったのに
			対して
			「熱ないね」

月　日	時　間	F（フォーカス）	D（情報）A（援助）R（評価）
			Ns：「もう一度測ってみますか？」と提案する．
			Pt：「もう測らんでいいやろう．いつもは37℃とかになるとよ」
9/15	10：30	妄想による薬物治療への不満	D　Pt：「朝と夜に肝臓を悪くする薬を飲まされるとよ」
			Ns：「何で飲まされるんですか？」
			Pt：「怪しい人が牢屋から脱獄してくるとよ．その人が5年牢屋に入っとるあいだに薬を飲まんといかんとよ」
			Ns：「病院の人が出してくれているお薬だからからだに悪いことはないですよ．体調をよくするために飲むんじゃないですかね」
			Pt：「どこも悪いところないとに肝臓を悪くする薬を飲まされるとよ」
	15：30	病気の否認	D　Pt：「無理矢理，入院させられとるとよ」
			Ns：「どこも体調が悪くなかったんですか？」
			Pt：「どこも悪くないとに車に乗せられて心電図とかとられたとよ」
9/16	9：00	被害妄想による他人批判	D　Pt：「Bさん（同室患者）がわたしをいじめるとよ．わたしがC先生（病院のDr）と付き合いよるのに『C先生と結婚する』って言うとよ．そしてわたしを死に目に遭わせるとよ」Bさんをにらみつけながら話す．
			A　Ns：Bさんの話題を終わらせたいと思い「Bさんに後でお話を聞いてみます」とBさんに聞こえないように小声で言う．
			R　Pt：「わたしは妥協せんよ．あの人が悪いんやけん．いつも惑わせるとよ．死に目にも遭わせといて」ここでBさんの話は終わる．
	14：30	固執した信念保持	D　Pt：「いろいろ退治せんといかんけん大変よ」と言った後に壁側を向いて小声でぼそぼそと実在しない相手と話している．

月　日	時　間	F（フォーカス）	D（情報）A（援助）R（評価）
			A　Ns：現実的なことをして妄想から離れてもらいたいと思い
			「今日は盆踊りの練習がありますね．行きませんか？」
			と促す．
			R　Pt：「退治せないかんけん行かれんとよ．この前，行ったけんもういいよ」
			と言ってすぐ小声でぼそぼそとしゃべっている．
9/17	14：00	炭坑節に興味関心を向ける	Pt：ホールでうつむいてぼそぼそとしゃべっている．ホールでは盆踊りの練習をやっている．
			炭坑節の音楽がなると
			「あ，炭坑節やん」
			と言って輪の中に入って踊り始める．
			Ns：「炭坑節は好きなんですか？」
			Pt：「炭坑節は好き．これは踊れるけどほかの曲はわからん」

コミュニケーション内容をフォーカスチャーティングで記録する場合，まず注意しなければならないことは，だれの言葉かをはっきり区別させることです．そうでないと看護師が患者にどう働きかけているのか，または患者はどのような反応を示しているのか不明確になります．これでは，長々と記録する叙述式記録と何ら変わりなくフォーカスチャーティングの情報伝達の利点がまったく活かされなくなってしまいます．実際に会話を記録する場合，本文では「　」を用いて[8]，だれの言葉なのか明らかにすることで，両者間の会話がよくわかるようにします．

コミュニケーションは言葉による，言葉によらない会話などが連続して成立するものであり，そのコミュニケーションが途中で抜けている記録は連続性がないのでコミュニケーションの記録として成立しません．そのため，患者と看護師の言葉を省略せずそのまま記録することが必要です．しかし，会話を省略せずそのまま記録することは大量の記録量となるおそれがあります．そのため，記録に残す意味のあるコミュニケーション記録なのか，それとも記録に残さない意味のないコミュニケーション記録なのかを区別しなければなりません．

本来，フォーカスチャーティングは，記録の簡素化をねらいとしています．精神科においては患者の言葉そのものに意味があります．記録を画一的に簡素化すると患者の言わんとすること（コミュニケーションの内容）が薄れてしまうことになりかねません．実際にフォーカスチャーティングを使ってコミュニケーションの記録をして戸惑うところは，D（情報），A(働きかけ)が混同することです．これについては，情報収集している段階なのか，それとも患者の行動を操作しようとしている段階なのかを常に考える[9]ことで解決できるようです．

精神科における主な看護は言葉による援助・働きかけです．言葉による働きかけも身体面の状態などと同じようにチーム間で適確に情報を伝達しなければならないように，コミュニケーションもフォーカスチャーティングで記録することで情報の伝達が容易になります．その一方，記録に残す意味のあるコミュニケーション記録なのか，それとも記録に残さない意味のないコミュニケーション記録なのかということをしっかり区別しなければなりません．

4 ヒヤリハット，事故発生時のフォーカスチャーティング

看護記録は事実を記載するもので，記載者の憶測や推測は避けなければなりません．例えば，患者の自傷行為に直面したときや高齢者が廊下で転倒した瞬間を目撃したときは，「手首のリストカット」「廊下で転倒」と記載できます．そうでなければ発見した患者のありのままの姿を正確に記載する必要があります[24]．

精神科で遭遇するヒヤリハットや事故には，高齢者では誤嚥・窒息，転倒，ベッドからの転落，自傷行為などによる皮膚損傷などがあります．なかには，幻覚・妄想状態にある患者では妄想に支配された切傷，刺傷などの自傷行為，縊死，服毒，誤薬，弄火などがあります．これらの多くは，他者からの緊急報告や事後発見といった形で確認することが多いのではないでしょうか．ヒヤリハットおよび事故発生時のフォーカスチャーティングを紹介します．

〔例5　転倒した音を聞く〕

〔例5のフォーカスチャーティング〕

月　日	時　間	F（フォーカス）		D（情報）A（援助）R（評価）
6/6	9：30	廊下での転倒した音	D	廊下でズドンと音がしたため，詰所の外
		を聞く		に出ると，冷蔵庫の横に座っている．
				「冷蔵庫の床が水で濡れていて，滑った．
				左のお尻の所を打ったけど，柔道の受け
				身をしたのでどうもないよ」
				打撲部（左臀部）痛み軽度で発赤，腫脹
				なし．
			A	主治医報告で様子観察．
			R	「大丈夫，痛くも何ともないよ」

―〔例6　打撲の報告〕

〔例6のフォーカスチャーティング〕

月　日	時　間	F（フォーカス）	D（情報）　A（援助）　R（評価）
8/4	12：00	打撲の報告	D　ほかのスタッフからの報告あり．洗濯物の下に水滴があるのを指さしながら，ふらっとして座り込むような格好で倒れ，後頭部をテーブルの端にぶつける． 打撲部の圧痛あり，発赤・腫脹なし． 気分不良なし．

―〔例7　誤薬の報告〕

〔例7のフォーカスチャーティング〕

月　日	時　間	F（フォーカス）	D（情報）　A（援助）　R（評価）
7/10	6：00	熟睡	D　両上下肢を布団から出し，寝息を立てて寝ている．声かけするが覚醒せず．
	6：40	過剰服薬の可能性	D　不安定な状態で更衣をしている．「もう起きないと，お兄さん…」 話そうとするが，呂律が回らず，言語不明瞭である． 血圧 118／72mmHg，脈拍 76 で緊張良好．
			A　主治医へ状態報告． 「○○氏の就寝前薬（ジプレキサ）の服薬状況が不明で，ほかの患者に誤って与薬した可能性がある」 糖センサーの指示（BS113）と朝食後薬は精神薬中止．
	7：40	故意に他患者の薬を服薬したとの報告	D　「ご飯食べたいから起きる」と言って離床し自力で洗面する． 「ごめんなさい．夕べ○○さんの薬を飲んだよ．人の薬を飲んだらよくなると思って飲みました．先生には言わないでください．おかげさまでよく眠れました．病気が治りました」
			A　主治医へ糖センサー結果と事実の報告をする．

5　エンパワーメントアプローチのフォーカスチャーティング

看護師と患者が対話法[25)]を用いてコミュニケーションを行う場合，患者の言いたい気持ちを言葉で表現（確認）することで，患者自身が病気に対する興味と治療の必要性に気づき，治療に対して取り組む自信と力という態度がエンパワーメント効果として形成されます．

〔例8　面接によるエンパワーメントアプローチを行った〕

50歳代の女性で，診断名は統合失調症です．入院形態は任意入院で，キーパーソンは実兄です．退院後，兄嫁の体調を気づかいゆっくりできず，無気力と倦怠感がみられ，翌年同病院の外来受診後，休養目的で入院（任意入院）しました．

月　日	時　間	F（フォーカス）	D（情報）A（援助）R（評価）
8/3	10：00	退院することの不安	D　Pt：「ここにずっといるつもりはない．ここは楽だけど，早く退院したいわけ．医療が管理しているところだから」 Ns：「退院して自宅で生活がしたいということですか？」 Pt：「そう．あ，家族にも迷惑をかけてしまう」 Ns：「入院していることで家族に迷惑をかけていることを気にしているんですか？」 Pt：小さな声で 「そう．あと兄嫁さんがイライラしているからここにいたほうがいいとも思う」 「眠れないからここにまた入院したんだけど，それもよくなってきたから大丈夫だと思うけど，また眠れなくなったら嫌だから」 A「今お兄さんの奥さんのことと，眠れなくなるということが心配なんですね」 R「心配なんじゃなくて，不安．眠れなくなったらまた入院せんといかんでしょ．○○に住んでいるんだけど，○○って知ってる？そこから1時間半くらいかかるから来るのが大変．とにかく早く退院したい．

月 日	時 間	F（フォーカス）	D（情報）A（援助）R（評価）
			でも…」
			A「今，不安に思っていることをなくしたいんですよね」
			R「そう」 と言い，新聞を持ち，立ち上がって 「部屋に帰ってもいい？」
			D Ns：「疲れましたか？」 Pt：「少し，昼過ぎに…」と言いながら病室に戻って行った.
			＊＊＊中略＊＊＊
	14：00	携帯電話をだれかに扱われた気がする	D 患者さんの病室にて，思い出したように「さっきの携帯のことなんだけど」 と言いながら，棚から携帯電話を取り出した.
			A「携帯のことで何か困っていることがあるんですね」
			R「使い方がよくわからないからあんまり使わないんだけど，番号がほかの人に知られている気がする.（電源を）切っていたのに電源が入っていたの」
			A「いつの間にか電源が入っていたことで知らないあいだに携帯（電話）を使われた気がして心配なんですね」
			R「気にしすぎかもしれない．病気のせいかもしれない．でも，置きっぱなしはよくないね」 「そうですね」
			＊＊＊中略＊＊＊
8/4	13：20	兄嫁に迷惑かけたくない	D カレンダーを見て， 「お盆くらいに家に帰る予定にしてるんよ．3泊くらい．わたしは2泊でいいんだけど」とうれしそうに言った後に暗い表情になった.
			A「家で過ごせるのはうれしいけど，兄嫁さんのことが気になるんですよね」
			R 少し笑って 「そう．兄嫁さんも悪い人ではないんだど，わがままというか…わたしが何もしないからイライラしてる．母がいた頃は，『お帰り』って喜んでくれて，ご馳走も

月　日	時　間	F（フォーカス）	D（情報）A（援助）R（評価）
			いっぱいあったし楽しみだったんだけど
			ね」と言い，下を向いた．
			A「兄嫁さんのことが気になりますね」
			R「兄嫁さんとの対人関係は課題．家族のた
			めに何かしたいけど．まずは兄嫁さんに迷
			惑をかけないようにしないといけない」
			A「いい関係をつくろうと努力しているんで
			すね」
			R「わたしが病気で1日中家でゴロゴロして
			いるのが嫌みたい．だから，そう，看護師
			さん，主婦のね，看護師さんに簡単につく
			れるものを教えてもらったからそれをつ
			くろうと思って．えっと…うなぎ．スー
			パーで売ってるでしょ．それをつくるの．
			あときゅうりの酢の物とか」
			A「家族の人につくってあげるんですね」
			R 笑顔で
			「そうしたいけど，食事は別々だから．自
			分の食事くらいはつくろうと思う．最近は
			安定してるの．昔は躁になったり，うつに
			なって何もしたくなくなったり入院中に大
			きな声で歌ったりしていたけど」
			A「症状に波がなくなって安定しているのが
			うれしいんですね」
			R「うれしい．長いあいだつらかった…長年
			の努力が報われた感じ．躁のときは周りに
			迷惑かけるけど自分自身はつらくないけ
			ど，うつのときはずっと寝たままで，言い
			ようのないつらさがあった」
			A「長いあいだつらい思いをしてきた分，今，
			安定してきて本当にうれしいんですね」
			R「安定というか，そう安定になったことで
			本当によかったと思っている．けど，今回
			無気力で入院したんだけど，またこうして
			無気力になったり，眠れなくなったりする
			と嫌だ」
			「あともう少しがまんすればよかったと思
			う．退院してすぐ入院というのも…」
			D「兄嫁さんのことですか？」
			「それもあるけど，すぐに病院に来たこと．

月　日	時　間	F（フォーカス）	D（情報）A（援助）R（評価）
			兄嫁さんも家にいることが多くなって，今までよりイライラしているのがわかる．わたしも自分で何とかしてがまんすればよかったのかも」
			A 「1日中家にいても何か気分転換をしたら兄嫁さんのことを気にすることが今までよりも少なくなったし，すぐ病院に行くこともなく入院せずに済んだかもしれないということですね」
			R 「う～ん，そんな感じ．ちょっと違うかも」 「今は兄嫁さんとの対人関係のことと，不眠のことが課題で，あと家に帰ってからのことも」 時計を見て， 「時間だよ．明日は来る？」
			＊＊＊中略＊＊＊
8/5	9：30	休息の希望	D Pt：眠そうな顔で，横になったまま 「おはようございます」 と言い，起き上がり，時計を見て 「少し早く来た…ん，ちょうどいい時間だね」 Ns：横に座り 「おはようございます．眠そうな顔をしていますけど，まだ眠たいですか？」 Pt：横になったまま 「今日はOTとお風呂と盆踊りがある」 Ns：「今日は動く機会がたくさんありますね．それまで横になっておきたいみたいですけど」 Pt：「そうしたい．10時半頃ホールでね…」 Ns：「10時半にホールのところで待ってますね」
			＊＊＊中略＊＊＊
	14：00	主治医へ自分の考えを伝える	D 「さっき診察のときに先生（主治医）に『入院し続けたい…退院したらずっと退院しておきたい．もう入院するのは嫌です』って言ったよ．『そうですかって．そんなにい

月　日	時　間	F（フォーカス）	D（情報）A（援助）R（評価）
			ろいろ考えなくてもいいですよ』って言われた」
			A「先生に自分の気持ちを伝えることができたんですね」
			R「何度も言っているから．長々話すのも悪いからね」
			A「長く話すのは先生に悪いと思って気をつかっているんですね」
			R「気をつかうというか，話すことがない．診察日いっぱいあるし」
			D「週に何回もあったら，話題がなくなりますね」
			Pt：「そうよ．あ，外泊のことなんだけど．昨日兄に話したの」
			Ns：「どういうことを話したんですか？」
			Pt：「兄嫁さんのこと．仲良くしたいとは思うけど○○さん（兄嫁さん）と仲よくするのは時間がかかるって．そしたら兄は『わかった』って」
			A「患者さんなりに兄嫁さんとの関係をよくしようという気持ちがあることを伝えたんですね」
			R「うん，元は…今もだけど他人だから難しいだろうけどね」
			A「退院後，入院せずに家にいたいと思っているので，兄嫁さんといい関係をつくろうとしているんですね」
			R「そう」

エンパワーメントアプローチのフォーカスチャーティングの場合，看護師が患者の言いたい気持ちを言葉で表現（確認）してあげることで，患者が自分の病気に対する興味と治療の必要性に気づき，治療に対して取り組む自信と力を得ることができます．そのため，記録上，A(アクション)，R（レスポンス）が多くなる特徴があります．

第4章

フォーカスチャーティング®に求められる記録内容

1 簡潔に，事実をありのままに記載する記録

フォーカスチャーティングは看護過程に基づき簡潔に記載していく看護記録ですが，「簡潔」と「省略」を混同しないことです．フォーカスチャーティングでいう簡潔とは，さほど必要でない，また重複した記録内容を避け，いつ，どこで，だれが，何をしたか，といった事実をありのままに記載することです．すなわち「事実の観察」に基づいて，それに対して看護師はどのような「対応・働きかけ・援助」をしたか，その結果「どうなった」かを記述することです．

記録において省略は避けます．そうしないと，患者の本当の姿を誤って観察しかねません．観察において看護師の主観や，「またいつもの行動である」といった「慣れや決めつけ」が省略をつくりだし，結果として，記録に際して専門用語で片づけられてしまいます．

〔例 1　B さんのフォーカスチャーティング（省略の例）〕

月　日	時　間	F（フォーカス）	D（情報）　A（援助）　R（評価）
1/15	23：00	夜間徘徊	D　廊下をウロウロしている．
			A　いつもの徘徊がはじまったので，自室に誘導する．
1/16	2：00		R　入眠せず，部屋でゴソゴソしている．
	4：00		D　睡眠中．

この看護師のフォーカスチャーティングは，夜間ウロウロしている B さんを観察し，いつもの徘徊がはじまったと「ウロウロ」を「夜間徘徊」と決めつけた F（フォーカス）の内容です．このような記録ではフォーカスチャーティングの意味を見いだせないばかりか，ほかの看護師が読んだ場合，「なんだ，徘徊していたのか」と，徘徊する B さんをイメージさせてしまいます．

専門用語は伝達手段として有効ですが，観察事実の記載はありのままの姿を再現しないと，第三者にその時の状況をうまく伝えることができなくなってしまいます．

〔修正例 1　　B さんのフォーカスチャーティング〕

月　日	時　間	F（フォーカス）	D（情報）　A（援助）　R（評価）
1/15	23：00	自室の探索	D　何か物を探しているように廊下をウロウロしている．
			A　どうしたのか問うと，自分の部屋がみつからんと言うので，自室に誘導する．
			R　「これで助かった．ありがとう」と礼を言う．
1/16	2：00	自室の特定が困難	D　部屋でゴソゴソしている．
			A　明日一緒に探し物を探すことを説明し，入眠を促す．
			夜間せん妄があるので，観察と注意を要する．
	3：00	安心した睡眠	D　寝息を立てている．

省略の例と比較してどうでしょうか．省略の例では，夜間徘徊にすぎなかった B さんでしたが，修正例では，夜間せん妄があるのではといった，B さんに対しての健康問題を見いだすことができた記録内容といえます．フォーカスチャーティングは「簡潔」に記載していく診療記録ですが，省略してしまうと，患者のありのままの姿を見失い，潜んでいる健康問題に気づかず，後で「どうしてあの時に」と後悔しかねない事態になったりすることもあります．できるだけ記録の内容の省略は避けることが大切です．

修正例の 3 時「安心した睡眠」の記録は必要ないといえますが，参考までに載せてあります.

2 フォーカスチャーティングに求められる記録の要件

1 法律的要件としての記録

看護記録の内容は, 刑法・民法などといった法律上に定められた規制はありません. 健康保険法による基準看護の承認に定められているのが唯一かと思います.

看護記録が法律的問題に遭遇する出来事は, 医療事故, それも特に患者の安全面にかかわる問題で, 多くは業務上過失といった事件ではないでしょうか. いわゆる看護行為の法的判断資料としての看護記録です. 特に, 記録内容の訂正や追記には注意します. 記録する過程で間違った場合は, 2 本線を引いて訂正印などを押印します (日本流). これは, 記載内容が見えないといけないからです. よって, 修正液や文字が見えなくなるようなペンで修正されては困るわけです. 記録した全面を訂正する場合は, それぞれの施設で異なったりしますので, 看護手順などに取り決めをしておきます.

追記は, 伝達しなければならない重要な記事に限り行うようにします. 追記する場合は速やかに行います. よく, 記録者の時間がずれ, 記録内容が前後左右することがあります. この場合は, 記録と記録のあいだに書き込んだりしないで,「追記」と記載し, 普通の記録と同じように追記した日時と追記した看護師のサインをします.

法律的要件を加味した記録とは, 療養上の世話と診療の補助にかかわる看護行為で, 実施した内容とその経過にかかわるものを含むと考えることができます. これは別の言い方をすれば, わが身を守る記録といえるでしょう.

〔例 2　筋肉注射を実施した記録〕

月 日	時 間	実 施 記 録	サイン
6/12	14:00	主治医指示により, ○○○○ 1 アンプル　筋注.	山田

法律的要件を加味した記録とは, 実施した「もの」でなく, 内容と経過を含まなくてはならないことです. これは, 医療事故などによる事件が発生したときには, 当事者が患者の安全面を最大かつ十二分に配慮していたか, そのプロセス自体が問われるからです.

〔修正例２〕

月　日	時　間	F（フォーカス）	D（情報）　A（援助）　R（評価）
6/12	14：00	気持ちを落ち着ける	A　主治医指示により，○○○○１アンプル
		ことができない	筋注（左上腕三角筋）.
	14：10	薬剤の副作用なし	R　気分不良なし.

看護師の与薬による医療事故は，不注意（業務上過失）によることが多いので，実施前に十分な確認は必要ですが，それと同時に，実施後も患者の観察を怠らないようにしなければなりません．そのことを記録します．

2 必要かつ重要な部分を伝達する記録

いくつかの施設の看護記録をみせてもらうと，看護上意味のない記録や，やたらに無駄な語句が多い記録，重複している記録などをみることがあります．記録した本人にしてみれば，必要な内容と思い記録したのでしょうが，無駄な時間と労力だと考えられるものが多くあります．何かを書かなくてはいけないと思い，紙面を埋めるだけの作業に終わっているバイタルサインだけの記録などは考えものです．

フォーカスチャーティングで求められている簡素化というのは，ケアの継続に必要な簡潔明瞭な情報を指しています．熱計表などに記載するだけでよいものは重複しないようにします．また，ルーティンケアなども，ケアシートなどを作成し可能なかぎり簡素化することも一案です．

「必要かつ重要な」というのは，今，看護師間でフォーカス（注目）されている現象，あるいは新しく発生した健康問題にかかわる情報をいいます．

3 看護師の援助内容がみえる記録

フォーカスチャーティングは，F：D－A－Rすべてに意味があります．そのなかでもとりわけ，A（援助・働きかけ）に重要な意味があります．フォーカスチャーティングの特長は，従来の記録で表面化されにくかった看護師の援助および働きかけの内容を浮き彫りにしたことです．記録することにより，看護師の援助内容が，看護師間に伝達されることになり，前の状況ではどのような内容の援助を行ったのかなどを後の看護師にきちんと伝達できることです．

ある施設の看護師長から「フォーカスチャーティングにしてから記録が楽になった」といった話を聞きましたので，記録を見せてもらうことがありました．すると，D（情報）とR（評価）ばかりの記録で，A（援助・働きかけ）のない記録になっており，しかし，主治医からの指示行為はAとしてありました．

フォーカスチャーティングは簡素化された記録といっても，D（情報），あるいはR（評価），主治医からの指示行為だけの記録では，フォーカスチャーティングの本質的な意味を理解していないということになります．看護記録は，看護師がどのような援助および働きかけを，どのように考えて行ったのか，その内容が問われなければならないということです．

4 看護師の看護に対する考え方（看護観）が反映されている記録

従来の看護記録を見ますと，POS，看護過程方式を除いては，看護に対する考え方（看護観）を反映した記録は皆無に等しかったのではないでしょうか．多くの看護師はそれに気づいており，あるいは考えて援助していると思われますが，それをどうして記録中に表さないのでしょうか．理由はいくつか推測されます．1つは，看護計画による援助を展開していないので，看護の目標が不明確である．2つは，いちいち考えて記録するのは面倒くさい．3つは，何も考えず機械的（ルーティン）に業務をこなしているなどでしょうか．

では，なぜ「看護に対する考え方」を記録のなかに反映させる必要があるのでしょうか．理由は3つあります．1つは，看護記録のなかに看護に対する考え方が反映されると，A（援助・働きかけ）後の患者のR（評価）が明確にされるため，F（フォーカス）：D（情報）に対する看護行為の振り返りが容易になるということです．2つは，援助行為の際，看護師は患者に対して，どう考え，どのように判断して援助を行ったか，R（評価）によって，その後の援助の方向性を明確にすることができるということです．

つまり，看護は予見性に基づいて実施されるものだということです．例えば，熱が高く風邪症状のある患者であれば，その人をそのまま放置すればどのようなことになるか（脱水や過剰な発汗，悪寒など）を予測して，これらが起こらないようにどうすればよいか（水分補給，発汗によってぶり返さないように，また不快感を最小にするように乾布拭式する，掛け毛布をするなど）で動き（看護し）ます．

1994（平成6）年の健康保険法の基準看護の承認によると，看護師のどのような考え，判断に基づいて，どのような援助を行ったのかが，看護記録のなかに含まれていることが要求されているようです．

第5章

フォーカスチャーティング®の導入方法と添削

この章では，これからフォーカスチャーティングを取り入れようと検討している施設に向けて，導入方法について考えてみたいと思います．

1　看護計画とフォーカスチャーティングを同時に導入したい

1）フォーカスチャーティングの４つの要素で記録する

（１）看護過程を導入していない．記録方法は叙述式あるいは経時的記録方法の施設

このような施設においては，まずフォーカスチャーティングの記述に慣れることからはじめたほうが移行しやすいと思います．

導入方法は，既存の看護記録を分解し，順序性は考えなくてもよいので，表１のようにＤ・Ａ・Ｒのいずれかにあてはめて分類します．このとき，不必要な記録は削除し整理します．次に，順序性を考えＤ－Ａ－Ｒの流れで整理します．Ｄ（情報）は患者，家族の言葉や看護師の五感に基づく情報，測定した値，検査データなどを整理します．Ａ（援助・働きかけ）はＤ（情報）に対して行った，これから実施しよう

と計画した，あるいは計画している援助内容が記載されているか確認します．A（援助・働きかけ）には「どのような考え」でA（援助・働きかけ）を行ったか，その考えを付け加えます．

叙述式や経時式の看護記録はガードマン的な記録になりやすいので，記録の際，意識してA（援助・働きかけ）を書く訓練をします．R（評価）は，注目したD（情報）に対してのA（援助・働きかけ）に対する患者からの反応になっているか確認します．

〔例1　43歳女性，統合失調症．妊娠・関係妄想が強く，無為，自閉，好褥傾向にある〕

日時		経過記録
8/14	17：00	早くから横臥しているので，口答指導する．「今日は，主治医より，寝てはいけないという言葉を聞かなかったので，寝てもよいと思っていた」と理由づけする．19時までは，布団を上げているよう話し，一緒に片づける．
		訪室すると臥床中，夕食後（18：40分頃）布団を敷いたと言う．
	19：30	＊＊＊＊＊＊　略　＊＊＊＊＊＊
8/21	20：00	「19時まで起きていようと思ったけど，赤ちゃんがきついと言っているので，18時45分頃布団を敷いた．○○先生が，いつもわたしに意地悪するの」表情硬く真顔で話すため，生理と妊娠について話す．部屋でゴロゴロしていたら肥満になったりすることも説明する．手で腹部を触り「だけど入っているもの……」と言う．できるだけ，活動に参加させ気分転換や妊娠から関心を逸らすことも必要．

〔表1　記録内容の分解とフォーカスの特定〕

日時		経過記録	
8/14	17：00	F	妄想に依存した生活行動（好褥傾向）．
		D	早くから横臥し「今日は，主治医より，寝てはいけないという言葉を聞かなかったので，寝てもよいと思っていた」と話す．
		A	口答指導し，19時までは布団を上げるよう話し，一緒に片づける．
	19：30	F	自発的な就寝準備．
		R	訪室すると夕食後（18：40分頃）布団を敷いたと言う．
			＊＊＊＊＊＊　略　＊＊＊＊＊＊
8/21	20：00	F	妊娠妄想に依存した生活行動（好褥傾向）．
		D	「19時まで起きていようと思ったけど，赤ちゃんがきついと言っているので，18時45分頃布団を敷いた．○○先生が，いつもわたしに意地悪するの」表情硬く真顔で話す．
		A	生理と妊娠について話す．部屋でゴロゴロしていたら肥満になったりすることも説明する．できるだけ，活動に参加させ気分転換や関心を逸らすことも必要．
		R	手で腹部を触り「だけど入っているもの……」と言う．

〔表 2　看護計画モデル〕

基本的欲求の未充足状態の診断	基本的欲求の充足状態 基本的欲求の充足範囲	観察・援助計画	評価
妊娠妄想に関係した活動性の低下 ・好褥傾向 ・妊娠妄想	・横臥が減少する ・妊娠が間違いであると気づく	O：妊娠妄想による生活行動の経過を観察 C：自室で横臥しているときは，起床させ横臥の不必要を説明する．妊娠と関連づけて言い訳するときは，あなたがそう思うならそうなんだろうね，しかし，わたし（看護師）はそう思えないと話し，妊娠するための条件を説明する． ：日中は，受け持ち看護師と一緒に院内散歩や行事に参加し，妊娠から関心を逸らす	

D（情報）とR（評価）からF（フォーカス）になるものを決定し，F：D－A－Rで記録を構成します．ここまでの作業ができるようになったら，観察（D）－援助・働きかけ（A）－評価（R）を意識して簡潔に記録します．観察（D）の記録にあたっては，「腹痛」と省略しないで「どこの部位を痛がっているか」記載します．大切なことは専門用語などで省略しないで簡潔に記録することです．看護計画は，表2のようにフォーカスチャーティングの記録と整合性をもたせます．

（2）フォーカスチャーティングを導入しようと検討しているが，叙述式で看護記録を行っている施設

このような施設においては，看護記録を「書かなくてはいけない．書かないと何をしていたのだろうかと思われる」といった「後ろめたさの気持ち」が優先されていると思われます．このような「後ろめたさの気持ち」を取り払い，フォーカスチャーティングでは省くところは省くといった勇気が必要です．「伝えるべき所をきちんと押さえて伝える」といった記録でないと，従来からの記録の文頭にD－A－Rがつくだけになってしまいます．フォーカスチャーティングは重要な伝えたいことを簡潔に記録する方法であるということを理解すべきです．要は，叙述式の記録であっても，無理にD－A－Rの枠にあてはめて記録しなければならないと構えないことです．

記録において注意すべき点は，D－A－D－A－D－A……とシナリオ風にダラダラと書かないことです．看護師が「何に注目」し，「どのような援助」をし，「患者からどのような反応・評価があった」のか簡潔に書くことが大切です．

point!

フォーカスチャーティングで記録しようとする場合は，記録は，省くところは省くといった勇気が必要である

2 看護計画を考える

記録のフォーカスのコラムにあがっているF（フォーカス）は，看護師間で問題となっている現象が，基本的欲求の未充足状態の診断として特定されるかどうかをカンファレンスで検討します．

看護師間で問題にあがり，注目しているF（フォーカス）であれば，基本的欲求の未充足状態の診断になります．またF（フォーカス）が単なる症状であれば，母体となる基本的欲求の未充足状態の診断が存在しますので，F（フォーカス）の情報を裏づけする基本的欲求の未充足状態の診断を考えます．原因は，F（フォーカス）を引き起こしている病理的なものと考えられます．基本的欲求の未充足状態の診断が特定されれば，基本的欲求の充足状態（長期目標），基本的欲求の充足範囲（短期目標）を考えます．目標は，いつまでに，F（フォーカス）を（が），患者がどのようにして，「できるようになる・なくなる・治まる」といったように患者の立場で立案します．看護師が「〜援助する」といった看護師の立場に立った目標ではありません．

援助計画の（観察項目）は，F（フォーカス）が，「できるようになる・なくなる・治まる」内容を観察する事項を考えます．

援助計画の（援助項目）は，F（フォーカス）が「できるようになる・なくなる・治まる」ために，現在看護師間で実施しているA（援助・働きかけ）項目を考えます．

援助計画の（治療項目）は，F（フォーカス）について「できるようになる・なくなる・治まる」ための主治医からの治療に関する指示内容をあげます．

援助計画の（教育項目）は，F（フォーカス）が「できるようになる・なくなる・治まる」ために看護師が患者・家族に対して，過去の生活問題や現在・未来に向けて指導している事項および教育しなければならない事項を考えます．

2 看護計画を導入しているので，記録をフォーカスチャーティングにしたい

看護計画を取り入れているが，記録方法は叙述式，あるいは経時的方法であるといった施設においては，導入はいたって容易です．というのはフォーカスを意識して看護実践しているからです．形だけの導入（看護計画があってもそれに基づいて実践されていない）の場合は，前項1と同じです．

まず，基本的欲求の未充足状態の診断を裏づける臨床症状を解決するために行っている援助内容がA（援助・働きかけ）になります．つまり，基本的欲求の未充足状態の診断の臨床症状の観察がDになり，Dに対しての援助・働きかけがAで，その結果，患者からの反応が評価Rとして記録されるからです．基本的欲求の未充足状態の診断の臨床症状D（情報）－A（援助・働きかけ）－R（評価）を意識して記録するようにします．

看護計画を導入しているのに，フォーカスチャーティングがうまく書けないといった多くの原因には次のようなことが考えられます．

・一時的な症状・問題を終了させずにそのままの状態にしている．
・重複している観察事項が整理されていない．
・解決されている基本的欲求の未充足状態の診断がまだ現在進行形になっている．
・看護計画にない基本的欲求の未充足状態の診断が計画立案されないまま長々と継続されている．
・取り上げられていない新たな基本的欲求の未充足状態の診断が存在しているのに計画にない援助内容が実践されている　など．

そして，これらに対して計画が整理されていないなどといったことが原因だと思います，この場合は，情報を整理し，新たに発生した患者の問題に着目して，計画立案すれば解決すると思います．

3　フォーカスチャーティングの記録上の問題と添削

フォーカスチャーティングが全病棟に導入されたのだけれども，記録内容に不備がみられるということが多々あります．記録例を通して，記録上の注意について説明します．

1　POS の記録とフォーカスチャーティングを混同している

これは，POS の記録方式からフォーカスチャーティングに切り替えた施設においてよくみられます．つまり，SOAP の A（アセスメント）とフォーカスチャーティングの A（アクション／援助・働きかけ）を混同して記録しているものです．

〔例 2　患者が自力で口腔ケアをしている場面を観察した記録〕

月　日	時　間	F（フォーカス）	D（情報）　A（援助）　R（評価）	
6/5	10：00	口腔ケア	D	健側（右手）で歯ブラシを持ち，歯磨き
				をしている．
			A	朝食後歯磨きをしていないので，気持ち
				が悪いのではないだろうか．
			R	終了後「これで気持ちよくなった」と言
				う．

A は観察に基づいた看護師の判断を記録しています．POS の記録としては問題ないのですが，フォーカスチャーティングとして記録するには，看護師の A（アクション）が不足しています．また，F（フォーカス）が援助項目になっていますので，F（フォーカス）も修正しなければなりません．

看護師の記録の目的は，口腔ケアが自力でできているかどうかの観察ですが，このままだと，F（フォーカス）は「自力で歯磨きできる」になってしまい，患者のR（評価）と記録の整合性がありません．患者の反応からすれば「口腔内に違和感があるので，歯磨きしている」ようにあります．したがって，F：D－Rの記録に修正します．

〔修正例２　自力での歯磨き〕

月　日	時　間	F（フォーカス）	D（情報）A（援助）R（評価）
6/5	10：00	口腔内違和感	D　健側（右手）で歯ブラシを持ち，歯磨き
			をしている．
			R　健側での口腔ケア可能．終了後「これで
			気持ちよくなった」と言う．

〔例３　リハビリテーションを受けている患者の下肢の筋力を観察した記録〕

月　日	時　間	F（フォーカス）	D（情報）A（援助）R（評価）
6/5	11：00	リハビリテーション	D　介助者からの介助で，ベッドから車椅子
			移乗する．右下肢にあまり力が入らない．
			A　あまり左下肢に筋力がついていない様
			子．
			R　これから，徐々にベッド上で足を動かす
			リハビリテーションをして，下肢の筋力
			をつけていく．

この記録は，観察・判断・評価・計画をD－A－Rの形式で分類しているようです．A（援助・働きかけ）の前後を構成する判断・考えの２つを考慮すれば，まとめられるようです．

〔修正例３〕

月　日	時　間	F（フォーカス）	D（情報）A（援助）R（評価）
6/5	11：00	リハビリテーション	D　介助者からの介助で，ベッドから車椅子
		：下肢の筋力低下	移乗する．右下肢にあまり力が入らない．
			A　あまり左下肢に筋力がついていない様
			子．これから，徐々にベッド上で足を動
			かすリハビリテーションをして，下肢の
			筋力をつけていく．

〔例４　食事摂取状況を観察した記録〕

月　日	時　間	F（フォーカス）	D（情報） A（援助） R（評価）
6/8	12：00	食事介助	D　嚥下障害があり，お茶を飲んだ後はむせる．食事摂取量は，主食全量摂取，副食1/2である．
			A　とろみのある食内容はむせない．言語聴覚士の説明ではひどいむせ方ではなく，嚥下障害も改善されつつあるので，むせた場合は背中を軽く叩いて対応する必要あり．
			R　苦しくないですかの問いに「いいえ」と答える．

例３と同様，A は観察に基づいたアセスメントを記録しています．これも POS の記録としては問題ないのですが，A のなかに D が混在しています．フォーカスチャーティングとして記録するには，F（フォーカス）が援助項目の食事介助になっていますので，フォーカスも考えなければなりません．

〔修正例４〕

月　日	時　間	F（フォーカス）	D（情報） A（援助） R（評価）
6/8	12：00	嚥下機能の高まり	D　お茶のような水分を飲んだ後はむせるが，とろみのある食内容はむせない．食事摂取量は，主食全量摂取，副食 1/2 である．
			A　言語聴覚士の説明ではひどいむせ方ではなく，嚥下障害も改善されているので，むせた場合は背中を軽く叩いて対応する必要あり．
			R　苦しくないですかの問いに「いいえ」と答える．

2　フォーカスと記録内容（D－A－R）が異なる

フォーカスした内容が，違ったフォーカスの記録になっていることがあります．この場合の問題は，記録者が第三者（読者）へ何を伝達しようとしているのか不明になることです．フォーカスチャーティングの利点は，書かれた記録をだれが読んでも，患者の今ある健康問題を，フォーカスをみる（縦読み）ことによって，今ある患者の姿が一目瞭然に浮き彫りになることにあります．

多くの読者は，フォーカスチャーティングの記録を読む場合，まずフォーカスに視点が向くと思います．そして，必要な記事を拾い出す作業（横読み）になるかと思います．よって，フォーカスした現象とD－A－Rの記録内容が異なっていては，読者が必要としている情報を得ることができないといった問題が生じます．

フォーカスチャーティングのF：D－A－Rそれぞれの関連は，図4のようになっています．F，DおよびRの（S・O）はそれぞれ，S（主観的情報），O（客観的情報）です．

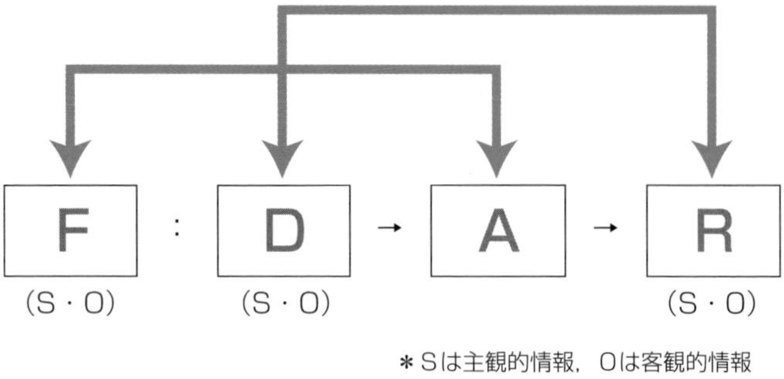

図4　F：D－A－Rの関連性

図4からは，次のような関係を見いだすことができます．

・Aは，F（フォーカス）に対しての援助・働きかけ・計画などの記録である．
・D，A，Rがあれば，必ずFがある．
・Dがあれば，必ずFがある．
・Aがあれば，必ずDがある．
・Rがあれば，必ずAがある．
・D（S・O）およびR（S・O）は，表現は違ってもSあるいはOにもなったりする．
・RのS・Oは，Fに視点を置くか置かないかで，RにもDにもなる．
・Rを決定するのは，AでなくFにより決定される．
・F（S・O）は表現は違ってもアセスメントされたSあるいはOになったりする．

以上の関係から，フォーカスとD－A－Rの記録内容が異なると，記録内容の関連性が失われることになります．

〔例５　口腔ケアの場面〕

月　日	時　間	F（フォーカス）	D（情報）　A（援助）　R（評価）
6/9	12：30	口腔ケア	D　自力でコップを持ち，水を口に含み，含嗽
			し「このコップの水を飲んでいい」と
			聞く．
			A　水道水はあまり飲まないほうがいいの
			で，お茶を勧める．
			R　お茶を飲む．

自力で口腔ケアを行った後，飲水された場面を記録したものです．自力での口腔ケアの記録でなく，飲水の場面になっています．また，F（フォーカス）がケアの内容になっています．

〔修正例５　自力による飲水〕

月　日	時　間	F（フォーカス）	D（情報）　A（援助）　R（評価）
6/9	12：30	自力での飲水可能で	D　自力でコップを持ち，水を口に含み，含嗽
		ある	し「このコップの水を飲んでいい」と
			聞く．
			A　水道水はあまり飲まないほうがいいの
			で，お茶を勧める．
			R　介助なしでお茶を飲む．

〔例６　尿意の有無をたずね，トイレへの移動を援助している場面〕

月　日	時　間	F（フォーカス）	D（情報）　A（援助）　R（評価）
7/10	9：00	尿意	D　オムツの濡れなし．
			A　排尿感覚を促すため，トイレに座ること
			を勧める．
			R　本人「まだ出ない，トイレに行って座っ
			てみましょうか」
			A　病室から廊下まで車椅子介助する．廊下
			からトイレまでは自力で操作するよう説
			明する．
			R　健側で操作できている．

尿意の有無に対するF（フォーカス）ですが，記録は健側による自力での移動動作になっています．

〔修正例 6〕

月　日	時　間	F（フォーカス）	D（情報） A（援助） R（評価）
7/10	9：00	移動動作可能	D　オムツの濡れなし.
			A　排尿感覚を促すため，トイレに座ること
			を勧め，病室から廊下まで車椅子介助す
			る．廊下からトイレまでは自力で操作す
			るよう説明する.
			R　本人「まだ出ない，トイレに行って座っ
			てみましょうか」
			車椅子移動は，健側で操作できている.

観察，援助および働きかけが同じ時間であれば，可能なかぎり D − A − R でまとめるとスマートな記録になります.

〔例 7　ベッドサイド・リハビリテーションを援助している場面 1〕

月　日	時　間	F（フォーカス）	D（情報） A（援助） R（評価）
6/15	10：45	気分不良	D　下肢の筋力強化運動を促す．気分不良な
			し.
			A　ベッド上臥床しているため，健肢の挙上
			運動 5 秒止め 10 回行う.
			R　顔はきつそうな表情だができる.

本来の F（フォーカス）は下肢の筋力強化運動の記録ですが，記録の内容は患者の気分不良に変わっています．そして，D に働きかけが記録されています.

〔修正例 7〕

月　日	時　間	F（フォーカス）	D（情報） A（援助） R（評価）
6/15	10：45	下肢の筋力運動低下	D　気分不良なし.
			A　臥床しているため，ベッド上で下肢の
			筋力強化運動を促す.
			R　顔はきつそうな表情だが，健肢の挙上
			運動 5 秒止め 10 回実行できる.

〔例 8　ベッドサイド・リハビリテーションを援助している場面 2〕

月 日	時 間	F（フォーカス）	D（情報） A（援助） R（評価）
6/16	14：00	疲労	D　病棟内での午後の歩行訓練促すが「今日は疲れたからやめとこ」と言う．表情活気なし．BP＝118/68mmHg，T＝36.5℃，P＝72，倦怠感あると言う．
			A　1 時間ほど休み，疲労回復を待つ．
	15：00	疲労	A　再度働きかける．
			R　「やっぱし，やめとこう」と働きかけに応ぜず，入眠する．活気なし．表情暗い．

本来は，看護師によるベッドサイドでのリハビリテーション援助の記録ですが，F（フォーカス）は患者の「疲労」になっています．記録の内容をみると，F（フォーカス）を「リハビリテーションへの意欲」と「疲労」どちらにするか悩むケースです．このような場合は，記録を先に書いて，後から F（フォーカス）を特定するほうがよいでしょう．また，F（フォーカス）が重複し，記録で悩む場合もありますが，重複してもさしつかえないと思います．というのは，フォーカスチャーティングは，看護師間の情報伝達を効果的にする目的がありますので，看護師が観察あるいは援助した「患者の何を伝達したいのか」が明確にされるからです．

〔修正例 8〕

月 日	時 間	F（フォーカス）	D（情報） A（援助） R（評価）
6/16	14：00	ベッドサイド・リハビリテーションへの意欲・疲労	D　病棟内での午後の歩行訓練促すが「今日は疲れたからやめとこ」と言う．表情活気なし．BP＝118/68mmHg，T＝36.5℃，P＝72，倦怠感あると言う．
			A　1 時間ほど休み，疲労回復を待ち，再度働きかけを考える．
	15：00	ベッドサイド・リハビリテーションへの意欲低下	A　再度働きかける．
			R　「やっぱし，やめとこう」と働きかけに応じず，入眠する．活気なし．表情暗い．

3 看護診断・共同問題の特定がされていない

〔例 9　擦過傷で，皮膚の剥離があり処置を行った場面〕

月　日	時　間	F（フォーカス）	D（情報）　A（援助）　R（評価）
6/19	10：00	皮膚剥離	D　右上肢前腕外側（1 × 1cm）ガーゼ処
			置，痛みなし，侵出液なし.
			A　ガーゼ交換，イソジン消毒.
			R　「ありがとう」

看護診断を導入している施設の記録と思います．内容は，共同問題に対する記録です．皮膚の剥離があり，処置（診療の補助行為）を行った記録ですが，何を伝達しようとしているか不明です．また，D と A の記載分類もはっきりしていません．このような記録は，看護診断・共同問題が特定されていない場合にみられます．

まず，看護診断および共同問題を特定しなければ視点が定まりません．＜看護診断（ND）・皮膚統合性の障害：皮膚剥離＞か，＜共同問題（CP）・皮膚剥離：創部の感染＞のどちらにするか決めなければなりません．共同問題と看護診断では，R の記録が変わります．共同問題は，カルペニートの二重焦点モデル（看護診断ハンドブック．医学書院，参照）で明らかなように，「感染」が生じていないかどうかをモニターすること（共同の目標）に焦点があてられます．よって，R の記録は観察評価になります．看護診断では，R はケアにより皮膚剥離が回復（患者の目標）に向かっているかどうかに視点が向けられます．

どちらを採用したらよいか一概に言えませんが，筆者は看護師の守備範囲からすれば，共同問題で看護介入するほうがよいのではないかと思います．

〔修正例 9 －①　共同問題と特定した場合〕

月　日	時　間	F（フォーカス）	D（情報）　A（援助）　R（評価）
6/19	10：00	CP：皮膚剥離：	D　創部の痛みなし，発赤，臭気，侵出液
		創部の感染	なし.
			A　右上肢前腕外側（1 × 1cm）ガーゼ
			処置，ガーゼ交換，イソジン消毒.
			R　感染はみられない.

〔修正例 9 －②　基本的欲求の未充足状態の診断と特定した場合〕

月　日	時　間	F（フォーカス）	D（情報）　A（援助）　R（評価）
6/19	10：00	皮膚統合性の障害：	D　創部の痛みなし，侵出液なし.
		皮膚剥離	A　右上肢前腕外側（1 × 1cm）ガーゼ処
			置，ガーゼ交換，イソジン消毒.
			R　皮膚の癒着経過良好．感染なし.

4 フォーカスチャーティングの利点が活かされていない

〔例 10　躁状態にある患者〕

月　日	時　間	F（フォーカス）	D（情報）A（援助）R（評価）
8/26	19：00	攻撃的	D　表情険しい.
			A　「調子はどうですか」とたずねる.
			R　「わたしのことはわたしにしかわかりません．あなたたちにわかるはずないでしょう」と口調強い.
	21：25	拒薬	D　就寝前薬服薬していない.
			A　部屋に持参.
			R　「何でわたしだけ部屋に持ってくるのよ，今日は薬を飲まずに眠れるか試してみるんだから飲みません」
			A　服薬を中止する場合は医者の指示が必要であることを説明する．10 分後，再度服薬勧める.
			R　「主治医もこの病院も嫌なのよ，明日兄に言って退院します」と言い，服用する.
	23：00	睡眠	D　体動なし
8/27	2：15	中途覚醒	D　「4 時間眠った，追加ください」表情・口調穏やか.
			A　約束処方，グッドミン 1/2 錠与薬.
	3：00	薬の効果	R　睡眠中.
	7：30	覚醒	D　表情硬い.
			A　眠れたかたずねる.
			R　「眠れました」
8/27	15：00	会話	D　笑顔で話すが，ぎこちない.
			A　モニタリング.

記録例の F（フォーカス）をみると，単語の使用が多く，また患者のマイナス面ばかりを観察しています．横読みすると，D と A を混同した記録になっています．

8 月 26 日 19 時の記録例の A「調子はどうですか」は，情報収集の声かけ D を A としています．同様に，8 月 27 日の 7 時 30 分の A「眠れたかたずねる」も D と A の混同です．

〔修正例 10〕

月　日	時　間	F（フォーカス）	D（情報） A（援助） R（評価）
8/26	19：00	看護師との関係拒否	D　表情険しい.「調子はどうですか」とたずねると,「わたしのことはわたしにしかわかりません. あなたたちにわかるはずないでしょう」と口調強く言う.
	21：25	入院治療の不信感	D　就寝前薬服薬していない.
			A　部屋に持参し，服薬を中止する場合は医者の指示が必要であることを説明する. 10 分後，再度服薬勧める.
			R「主治医もこの病院も嫌なのよ，明日兄に言って退院します」と言い，服用する.
	23：00	睡眠中	D　体動なし.
8/27	2：15	睡眠薬の希望	D「４時間眠った，追加ください」表情・口調穏やか.
			A　約束処方，グッドミン 1/2 錠与薬.
	3：00	睡眠中	D　寝息あり.
	7：30	睡眠薬の効果あり	D　表情硬い．眠れたかたずねる.
			R「眠れました」
8/27	15：00	関係の拒否なし	D　笑顔で話すが，ぎこちない.

８月 26 日の 23 時「睡眠中」と８月 27 日の３時「睡眠中」は問題はないので記録する必要はありませんが，例 10 の修正のモデルとしてあえて載せています.

point!

D と A の混同を防ぐには，情報を収集している段階については D，患者の行動変容を操作しようとする働きかけは A と考える

〔記録例 11　うつ状態にある患者〕

月　日	時　間	F（フォーカス）	D（情報）　A（援助）　R（評価）
5/20	9：30	うつ	D　臥床している．朝食未摂取．
			A　乳酸菌飲料 1 パックと麦茶をペットボトルに入れ，渡す．
			R　「食欲がない，うつに入る前は頭が重くなる」
	10：00	清潔	D　歯磨き，洗面している．
	13：00	うつ	D　臥床している．麦茶 1 杯飲用している．
			A　「昼食を少しでも食べませんか」と声かけする．
			R　「いらない」と昼食未摂取．
	18：50	うつ	D　「からだがきつくて重たい，昼間から寝るようになってしまった」
			A　「今はゆっくり休みましょう」と声かけする．
			R　夕食 7 割摂取．
	22：30	睡眠	D　体動なし．
5/21	9：30	うつ	D　「何もする気にならない」と表情さえない．朝食未摂取．
			A　リネン交換行う．麦茶をペットボトルに入れ，渡す．
			R　すぐに臥床する．
	14：00	うつ	D　臥床している．
	18：00	夕食	D　7 割摂取．
	22：00	睡眠	D　体動なし．
5/22	10：00	うつ	D　「着替えがない，洗濯物は病院に出してほしい」
			A　病内洗濯に依頼する．
			R　「ありがとう」
	15：00	うつ	D　臥床している．表情さえない．
			A　入浴の声かけ．
			R　「入浴しません，からだも拭きません」

うつ状態にある患者の記録は観察が主になりますが，記録例も躁状態と同様，F（フォーカス）に単語の使用が多くみられます．この記録からは，「うつ」の「何を」フォーカスしているのか縦読みで読み取ることができません．単語の使用は極力少なくし，何をフォーカスしているのか明らかにすることが必要です．

〔修正例 11〕

月　日	時　間	F（フォーカス）	D（情報）A（援助）R（評価）
5/20	9：30	うつの自覚	D　朝食未摂取で臥床している.
			A　訪室し，乳酸菌飲料 1 パックと麦茶をペットボトルに入れ，勧める.
			R「食欲がない，うつに入る前は頭が重くなる」
	10：00	自力での清潔行為	D　洗面所で，歯磨き洗面をしている.
	13：00	食欲なし	D　臥床して，麦茶を 1 杯飲用している.
			A「昼食を少しでも食べませんか」と声かけで勧める.
			R「いらない」と言って昼食未摂取.
	18：50	うつの身体症状の現われ	D「からだがきつくて重たい，昼間から寝るようになってしまった」
			A「今はゆっくり休みましょう」と声かけで促す.
		自力で夕食摂取	D　夕食 7 割程度摂取する.
	22：30	睡眠中	D　体動なし.
5/21	7：00	食欲なし	D　朝食未摂取.
	9：30	活気なし	D「何もする気にならない」と表情さえない.
			リネン交換を兼ね，麦茶をペットボトルに入れ，本人に渡すが，すぐに臥床する.
	14：00	活気なし	D　自室で臥床している.
	18：00	自力で夕食摂取	D　夕食 7 割程度摂取する.
	22：00	睡眠中	D　体動なし.
5/22	10：00	代理行為の依頼	D「着替えがない，洗濯物は病院の院内洗濯に出してほしい」との依頼あり.
			A　病内洗濯の依頼手続きをする.
			R「ありがとう」と言う.
	15：00	入浴拒否	D　臥床し，表情さえない.
			A　定日の入浴を声かけで促す.
			R「入浴もしません，からだも拭きません」

夜間睡眠して，特に問題とすることがなければ，5 月 20 日 22 時 30 分および 5 月 21 日 22 時の「睡眠中」は，看護師の安心の記録になりますので，必要ないと思いますが，この事例は「うつ」の患者の看護の原則から，自殺などの安全管理の面から記録しています．また，15 時の「入浴拒否」は，看護師がその理由を本人から聞く必要があります．そうしないとフォーカスを特定できません．

フォーカスチャーティングの利点は，患者の悪い面でなく，よい面や健康な面も記録できることです．従来からある看護記録は，患者の悪い面ばかりを観察記録されることが多くありました．フォーカスチャーティングを導入しようと考えている施設や初心者にあっては，患者のよい面もフォーカスし，記録するようにすれば，フォーカスチャーティングはさほど難しくない記録であると思います．

〔記録例 12　拒薬状態にある統合失調症の患者〕

月　日	時　間	F（フォーカス）	D（情報）A（援助）R（反応）
10/29	11：20	任意入院	D　幻覚妄想状態が続き，内服薬服薬困難あり，本日夫，実兄，次男同伴にて C 病棟 5 号室入院．
			A　主治医より家族へ入院治療の説明される（主治医より拒薬に注意，薬の過敏あり，ジプレキサ禁忌の旨，要観察とする）．
	14：00	昼食	D　声かけると覚醒，昼食摂取せず．
			A　ゆっくり休養することを説明，昼食少しずつでも摂取するよう促す．
			R　30 分後，主食 1/4，副食 1/3 摂取する．
	15：30	治療への理解	D　主治医より本人へ閉鎖病棟入院同意書の説明あり．本人穏やかに同意書へ記入する．
	18：30	食思不振	D　「今は食べたくない」と言われ，30 分待つが主食，副食とも 1 割だけ摂取．
	18：45	拒薬	D　「薬は飲みたくありません」と拒否する．
			A　「今は休養と薬が大切な時期」「試みに薬を飲んではどうか」など，必要性をあれこれ説明するがまったく受け付けず．時間を置き様子みる．
	19：30	拒薬	R　再度服薬を勧めるが，一言「飲みたくありません」と拒薬時のリスパダール液も受け付けず．
			A　○○ Dr に報告．不隠や刺激性なければ様子みるよう指示．様子観察．
	20：00	臥床	D　開眼し臥床している．
	20：15	排尿	D　トイレに行っている．歩行良好．
	21：15	拒薬	D　眠前薬も「飲みません」
			A　眠れないときは，眠前薬は飲むと約束する．
	22：30	睡眠中	D　睡眠中．
10/30	7：30	採血拒否	D　主治医診察時，入院時採血促すも「いや，採りたくありません．痛いから嫌です」

月 日	時 間	F（フォーカス）	D（情報）A（援助）R（反応）
			と言い腕を出そうとしない．
	7：40	朝薬服薬拒否	D 主治医が朝薬服用促すも「飲みません」とのみ言い続け拒否するため，指示により様子観察とする．
	9：30	拒薬（朝薬）	D 朝薬再度服用促すも「薬は飲みたくないです」と言い拒否する．薬の必要性を説明するが服用されない．表情，口調は穏やか．
			A 時間を置き様子みる．
	14：00	拒薬持続（昼薬）	D 昼食後服用促すも「薬は嫌いです．わたしはどこも悪くないです」と言い拒否する．
			A Dr 報告する．食べ物や飲み物に薬を混入して服用勧め，それでも服用しないときは，薬を破棄してよい指示あり．
			R 自室のベッドに横になる．
	15：00	服薬（拒薬時の指示リスパダール液）	D 夫，息子面会あり．主治医より家族に本人の好きな飲み物を購入する指示あり．
			A 家族より購入したリンゴジュースと拒薬時の指示．リスパダール液 2ml 与薬．時間要するも全量摂取とリスパダール液与薬．
	19：00	拒薬	D 「薬は飲みたくありません．薬は好きじゃないから」と表情穏やかに答える．
			A 「先生が○△さんのために，特別につくられた漢方薬だから，ぜひ飲まれてください」と勧めてみる．
			R 「薬は飲みたくありません」と再度答える．
	21：00	睡眠	D 睡眠中，寝息あり．就寝前薬服薬せず，すでに睡眠中．
	23：00	中途覚醒	D 「隣の人のいびきがすごくて」
			A 「薬を飲みましょうか」と服薬を勧める．
			R 「いえいいです．薬は飲みません」
10/31	1：00	再入眠	D 睡眠中．
	9：00	拒薬	D 傾聴，「以前薬でフラフラしたことがあるし，副作用が嫌なので飲みたくない」
			A 今回の薬は以前のとは違うので試してくださいませんか」と話をする．
			R 「考えています．今は飲みたくありません」

月　日	時　間	F（フォーカス）	D（情報）A（援助）R（反応）
	10：00	拒薬	D　指示のリスパダール液 2ml をリンゴジュースに混入．飲むように勧めるが，「今はいいです」と引き出しに入れてしまう．
			A　様子観察．
	13：00	拒薬	R　家族より勧めるが，飲まない．
	18：30	拒薬	D　「薬は飲みたくありません」と穏やかだが，食事時のお茶も飲まない．夕食は 1/2 摂取．
	21：00	拒薬	D　スタッフの声かけにナースステーションまで来るも薬を持って行こうとする．
			A　ここで飲むよう勧める．
			R　「薬は飲みたくありません」と笑顔だが，「じゃあ，ここに置いておきます．すいません」と服薬せず．部屋に帰る．
	22：00	睡眠	D　睡眠中，寝息あり．
11/1	9：30	退院要求	D　「もうゆっくり寝ましたからいいです．家に帰ります」と表情やや硬い．私物全部黒ビニールにまとめている．
			A　朝食未摂取のため促し，退院は主治医と家族の許可が必要なことを説明．
			R　表情硬いまま，「朝ご飯はパンを少し食べました」
	10：30	穏やか	D　リネン交換の説明し自分で枕カバーのみ交換する．
	13：10	面会	D　夫，長男，次男の面会あり．自室にて過ごす．
			A　家族へ朝，昼食事，拒薬の旨説明．家族より昼食促していただくことを話す．
			＊＊＊中途略＊＊＊
11/4	20：45	妄想	D　「あの先生は，医者じゃないです．わたし知っています．近所に住んでいる人です．ニセ医者です」「薬なんか飲めません」
			A　傾聴し，眠れなかったら薬を飲むよう話をする．
			R　「はい」
11/5	11：00	妄想による拒薬	D　朝より食事，薬を勧めるが「迷惑です．持っていってください．わたしは飲みません」
	15：30	妄想による拒薬	D　主治医，Ns で内服を勧めるが「国際警察が来ます．わたしを守りに…わたしは

月 日	時 間	F（フォーカス）	D（情報）A（援助）R（反応）
			薬アレルギーだから薬は飲みません．ご飯に青酸カリとかヒ素とか入っている．わたしを殺す気でしょう」
			水分を勧める．ビニールのかかったジュースを自ら開け1本（100ml）飲む．主治医の説明で粉末剤1/2服用するが残りは服用しない．
			A 主治医，コントミン（25）2.5ccIM左臀部に施行．
	18：00	拒食	D「食事は今日までいりません．もう明日は帰りますから」と口調はやわらかい．
	20：00	気になる行動	D 黒いゴミ袋を持って病棟廊下を何か探しながら歩く．時々，床にゴミ袋を置いてはまた拾う．変な動きをしている．
			A「どうかされました」と話しかける．
			R「あの写真を見に来たんです」写真のほうへ歩いていく．
	23：30	覚醒	D ベッドに腰かけている．荷物をまとめ，パジャマに着替えず，きちっとした格好で覚醒中．
			A 服薬勧める．
			R 首と手を振り「いいです」一見表情穏やか．
11/6	0：00	睡眠	D 睡眠中，寝息あり．
	9：00	妄想による拒薬	D「ここ3日間食事をとっていなかったので全量食べました」と何度も言う．「お薬は飲みません．わたしは薬アレルギーなんです．何度もお話しているでしょう．迷惑です」
			A 様子観察する．
	14：10	妄想による拒食・拒薬	D「朝いただいたからご飯はいりません．大丈夫です．お薬は飲みません．わたしは薬アレルギーなんです．わたしをどうにかしたいのですか．わたしはもう退院するんですから」と荷物をまとめている．再度，食事，薬を声かけするが「いりません」
			A 主治医指示にて，コントミン（25）1A，1×IM，タスモリン1A，1×IM左臀部に施行する．

月　日	時　間	F（フォーカス）	D（情報）A（援助）R（反応）
	18：00	拒食	D　「食事はいりません」とナースステーションへ膳を持ってくる．未摂取．
			＊＊＊以下略＊＊＊

F（フォーカス）に単語がかなり多くみられます．内容が不足している箇所については，修正例12でアンダーラインで理由を記載しています．その箇所を読むとわかるように，患者の拒薬状態に対して，看護上伝達が必要な理由や内容を記載していません．また，「様子観察」や「様子をみる」といった看護師の安心のための記録があります．さらに，「穏やか」といった具体性に欠ける記載もあります．

看護師の感情の表現として，10月30日7時30分，採血拒否のD（情報）の「腕を出そうとしない」，31日10時，拒薬のD（情報）の「引き出しに入れてしまう」，11月5日15時30分，拒薬のD（情報）の「残りは服用しない」，同20時の気になる行動のD（情報）の「変な動きをしている」といった，感情が含まれているいくつかの気になる表現があります．これらをふまえて，不必要な箇所を削除して添削してみたいと思います．

〔修正例12〕

月　日	時　間	F（フォーカス）	D（情報）A（援助）R（反応）
10/29	11：20	夫・実兄・次男同伴で任意入院	D　幻覚妄想状態が続き，自己判断による内服中断あり，本日再診しC病棟5号室に入院する．
			A　主治医より家族へ入院のインフォームドコンセントあり．看護師へ主治医より拒薬と薬のアレルギー（ジプレキサ禁忌）注意観察の指示あり．
	14：00	食事に関心が向かない	D　昼食摂取せず．
			A　ゆっくり休養することを説明，昼食を少しでも摂取するよう促す．
	14：30	少ない食事摂取	R　30分後，主食1/4，副食1/3摂取する．
	15：30	入院時オリエンテーションの受け入れ	D　主治医より本人へ閉鎖病棟入院同意書の説明あり．本人が同意書に記入する．本人が同意書を受け取ったことを記載する必要があります．
	18：30	必要量以下の食事摂取	D　「今は食べたくない」と言うので，30分待つ．主食，副食とも1割摂取する．理由を聞く必要があります．Aに看護師の

月　日	時　間	F（フォーカス）	D（情報）A（援助）R（反応）
			の働きかけが必要です．
	18：45	内服治療に対する誤った対処方法	D　「薬は飲みたくありません」と拒否する．
			A　今は休養と内服治療が大切な時期であることを説明する．
			R　看護師の説明を受け入れない．どのように受け入れないのか，内容を記載する必要があります．
	19：30	内服拒否	D　再度，時間を置いて服薬を勧めるが，一言「飲みたくありません」と言う．拒薬時のリスパダール液も受け付けない．
			A　○○ Dr に状況を報告する．精神的な興奮がなければ様子みるよう説明あり．
	21：15	就寝前薬拒否	D　「飲みません」と言う．
			A　眠れないときは，就眠前薬を飲むことを約束する．
	22：30	自然睡眠	D　寝息あり．
10/30	7：30	注射の疼痛過敏による採血拒否	D　主治医診察時，入院時採血を促すが「いや，採りたくありません．痛いから嫌です」と言い，腕を出さない．
			主治医が朝薬服用促すも「飲みません」と言い，内服を拒否する．理由を聞く必要があります．
	7：40	朝薬拒否	D　再度服用説明するが「薬は飲みたくないです」と言う．
			理由とこの後どう説明したのか内容の記載が必要です．
	9：30	内服治療の拒否（朝薬）	A　再度，薬の必要性を説明する．どのように説明したか，内容を記載する必要があります．
			R　表情，口調は穏やかだが服用しない．
			表情や口調がどのように穏やかなのか内容を記載します．
	14：00	病気の受容ができないことによる内服拒否	D　昼食後服用促すも「薬は嫌いです．わたしはどこも悪くないです」と言い拒否する．
			A　Dr 報告する．医師のだれに報告したのか，所在を明確にする必要があります．
			食べ物や飲み物と薬を混合して服用を勧め，それでも服用されないときは，その薬を破棄してよいとの指示あり．
	15：00	夫，息子面会	A　主治医より家族に対して，本人の好きな

月　日	時　間	F（フォーカス）	D（情報）A（援助）R（反応）
			飲み物を購入してくださいとの依頼あり．家族の購入したリンゴジュースと拒薬時の指示薬リスパダール液 2ml を混合し与薬する．
			R　時間要するも混合薬飲用する．
	19：00	内服治療の同意を得ない	D　「薬は飲みたくありません．薬は好きじゃないから」と表情穏やかに答える．
			A　「先生が○△さんのために，特別につくられた漢方薬だから，ぜひ飲まれてください」と勧めてみる．なぜ，漢方薬と言ったのか理由の記載が必要です．
			R　「薬は飲みたくありません」と答える．
	21：00	自然睡眠	D　就寝前薬内服せず，寝息を立て睡眠中．
	23：00	同室者のいびきで中途覚醒	D　「隣の人のいびきがすごくて」とナースステーションに来る．ナースステーションに来た後どうだったのか内容がありません．
10/31	1：00	就寝前薬拒否	A　「薬を飲みましょうか」と服薬を勧める．ただ一方的に薬を勧めるのでなく，会話した内容も記述する必要があります．
			R　「いえ，いいです．薬は飲みません」理由を聞く必要があります．
	9：00	副作用出現の心配による内服拒否	D　内服勧めるが「飲みたくありません」と言う．理由を聞くと「以前薬でフラフラしたことがあるし，副作用が嫌なので飲みたくない」と言う．
			A　「今回の薬は以前のとは違うので試してくださいませんか」と説明する．
			R　「考えています．今は飲みたくありません」と言う．
	10：00	薬物混合ジュースに疑いをもたれている様子	A　看護師が，指示のリスパダール液 2ml をリンゴジュースに混合したものを勧める．どのようにして勧めたのか，会話の内容が必要です．
			R　「今はいいです」と引き出しに入れる．
	13：00	内服拒否	A　再度，家族より勧めるが飲まない．
	18：30	ジュースに薬物を混合していることに疑	D　「薬は飲みたくありません」穏やかだが，食事時のお茶も飲まない．夕食は 1/2

月　日	時　間	F（フォーカス）	D（情報）A（援助）R（反応）
		いをもっている様子	摂取．
	21：00	内服拒否	D　スタッフの声かけでナースステーションまで来るが，薬を持って行こうとする．
			A　ここで飲むよう説明する．
			R　「薬は飲みたくありません」と言う．笑顔で「じゃあ，ここに置いておきます．すいません」と言って服薬せず，部屋に帰る．
	22：00	自然睡眠	D　寝息あり．
11/1	9：30	病気を受容できないことによる退院希望	D　「もうゆっくり寝ましたからいいです．家に帰ります」と表情やや硬い．私物を全部黒ビニールにまとめている．
			A　朝食未摂取のため促す．退院は主治医と家族の許可が必要なことを説明する．
			R　表情硬く，「朝ご飯はパンを少し食べました」．本人からの退院要求に関しての話題がありません．
	10：30	自力でのリネン交換	D　リネン交換の説明をすると，自分で枕カバーのみ交換している．本人の様子が記載されていません．
	13：10	夫，長男，次男の面会	D　自室にて過ごされる．どのような面会状況なのか記載が必要です．
			A　家族へ朝・昼食のこと，薬物療法を受け入れられないことを説明する．昼食時に家族から内服を勧めてほしいことを話す．
			家族からなぜ服薬を勧めてほしいのか，その理由の記載が必要です．
			＊＊＊中略＊＊＊
11/4	20：45	治療者に対する不信感	D　「あの先生は，医者じゃないです．わたし知っています．近所に住んでいる人です．ニセ医者です」「薬なんか飲めません」
			傾聴でなく，どのような会話をしたのか，その内容の記載が必要です．
			A　眠れなかったら薬を飲むよう話をする．
			このA（アクション）は，患者が不信に思っている理由に働きかけた内容になります．
			R　「はい」患者の「はい」でなく，看護

月　日	時　間	F（フォーカス）	D（情報）A（援助）R（反応）
			師の働きかけの効果がここに記載されます．
11/5	11：00	薬物アレルギーに対する不安	D　朝より食事，薬を勧めるが「迷惑です．持っていってください．わたしは薬アレルギーだから薬は飲みません」と言う． どのようにして勧めたのか記載が必要です．
	15：30	内服治療に対する不信感	A　主治医，Ns で内服を勧める．看護師の記名が必要です．また，どのようにして内服を勧めたのか記載が必要です．
			R　「国際警察が来ます．わたしを守りに…わたしは薬アレルギーだから薬は飲みません．ご飯に青酸カリとかヒ素とか入っている．わたしを殺す気でしょう」と言う．水分を勧めると，ビニールのかかったジュースを自ら開け 1 本（100ml）飲用する．主治医の説明で粉末剤 1/2 服用する．
			A　主治医，コントミン（25）2.5cc 左臀部に筋肉注射施行．
	18：00	自己判断による誤った退院希望	D　やわらかい口調で「食事は今日までいりません．もう明日は帰りますから」と言う． どのように対応したのか，患者との会話の内容が必要です．
	20：00	意味を見いだせない行動	D　黒いゴミ袋を持って病棟廊下を何か探しながら歩く．時々，床にゴミ袋を置いてはまた拾う行動を観察する． 「どうかされました」と話しかけると「あの写真を見に来たんです」と言って写真のほうへ歩いていく．
	23：30	入院治療を受け入れることができないことによる入眠困難	D　ベッドに腰かけている．荷物をまとめ，パジャマに着替えず，きちっとした格好で覚醒中． 服薬勧める．服薬を勧めるのでなくどうして入眠できないのか理由を聞くことが必要です． 表情穏やかに，首と手を振り「いいです」と言う．
11/6	9：00	副作用出現が心配な	D　「ここ３日間食事をとっていなかったの

月　日	時　間	F（フォーカス）	D（情報）A（援助）R（反応）
		ことによる内服拒否	で全量食べました」と何度も言う．「お薬は飲みません．わたしは薬アレルギーなんです．何度もお話しているでしょう．迷惑です」 どのように対応したのか内容の記載が必要です．
11/6	14：10	不本意による入院治療の承諾に対する怒り ・食事拒否 ・内服拒否	D 「朝いただいたからご飯はいりません．大丈夫です．お薬は飲みません．わたしは薬アレルギーなんです．わたしをどうにかしたいのですか．わたしはもう退院するんですから」と荷物をまとめている．再度，食事，薬を声かけするが「いりません」と言う．
			A 主治医指示にて，コントミン（25）1A，タスモリン 1A，左臀部に筋肉注射施行する．
	18：00	入院加療に対する誤った対処行動 ・食事拒否	D 「食事はいりません」とナースステーションへ膳を持ってくる． 未摂取． どのように対応したのか内容の記載が必要です．
			＊＊＊以下略＊＊＊

point!

フォーカスを特定できない場合は，患者が「なぜ」そうした（なった）のかで発想する

一例を紹介すると，修正例 12 の 11 月 6 日の 18 時の D「食事はいりません」とナースステーションへ膳を持ってくる．未摂取と記録されています．なぜ，「食事はいりません」とナースステーションに持ってきたのでしょうか．フォーカスを先に特定せず，前の記録の流れから「なぜ」の発想で考えると，患者の状態をアセスメント（フォーカスを特定）できると思います．

第6章

精神保健福祉法に基づいた記録の要件とフォーカスチャーティング®

1 個人情報保護法と行動制限の法律

精神科における看護記録の内容は，患者の精神症状や身体症状，さらに生活障害の程度など多岐にわたります．多くは，患者の健康問題の推移や行動変容が記録されます．

精神科の看護記録は，歴史的にいくつかの記録方法があり，特に患者の問題（problem）について記録されてきました．しかし，法律が精神衛生法から精神保健法，精神保健福祉法，さらに障害者自立支援法が障害者総合支援法へと改正がなされ，特に，患者の人権を擁護し，社会との再統合・地域社会における共生を目指したものへと内容が変えられていくにしたがって，それぞれの施設では，看護記録のあり方や，記録内容の見直しの検討が図られるようになってきました．さらに，医療制度改革の急速な進展，医療訴訟問題などを社会背景として，患者の権利尊重を重視した情報管理に関心が高まり，2003（平成 15）年 5 月に個人情報保護法が成立したことも，看護部門では看護記録の改善（開示しうる記録）の検討に拍車をかけました．

「個人情報保護法」施行により，患者本人が要求をすれば診療録の開示をしなければなりません（看護記録は診療録の一部としてみなされ，医師法では特定病院機能の診療録の取り扱いに規定されています）．これに対応しうる看護記録を検討するにあたって，２つの重要な要件を考えることができます．

１つは，個人の情報を保護する記録です．診療録の電子化が進むなか，患者の情報が部外者に流用されないようにすることです．２つめは，精神保健福祉法と人権擁護，患者の権利尊重に基づいた看護記録を目指すことです．

1 個人情報の保護

個人情報保護法第 23 条では，個人情報を第三者に提供するときには，本人の同意を必要としています．しかし，次の場合は本人の同意を必要としません．①法令に基づく届け出や通知，②人の生命，身体または財産の保護に必要な場合，③公衆衛生・児童の健全な育成に必要な疫学調査などの場合，④国などの税務調査に協力する場合．

したがって，看護学生が臨地実習で看護過程の学習で患者の診療録などを利用する場合は，上記に含まれないので，本人の同意を得なければ勝手に利用することはできません．暗黙の了解というわけにはいきません．そして，看護過程用紙や看護計画表の学習に関する記録などには，個人情報を保護したものを使用しなければなりません．保護される個人情報とは，第２条第１項で「生存する個人であって，当該情報に含まれる氏名，生年月日その他の記述などにより特定の個人を識別することができるもの」となっています．特定できるものをあげれば，氏名，年齢，性別，病名，住所，病院名になるでしょう．学習や閲覧で，なにげなくカルテをナースステーションの机の上に放置したり，学生が別室へ持ち出したりすることはできません．ナースステーションで看護学生が大胆に患者のカルテを閲覧することはもってのほかでしょう．看護学生の記録に関することでは，今までに幾多の問題が発生しています．一例をあげれば，実習場から帰る途中で盗難に遭う，コンビニエンス・ストアのコピー機に忘れるなどが聞かれます．患者に関する記録は，学生の臨地実習を引き受けている如何にかかわらず，診療録の取り扱い規定などを作成しておくことが必要になります．

2 行動制限の法律

特に，精神医療施設では，入院してくる患者の病気の特徴からして，法の下で患者の自由を制限しています．まして精神保健福祉法第 36 条において，「精神科病院の管理者は，入院中の者につき，その医療又は保護に欠くことのできない限度において，その行動について必要な制限を行うことができる」と規定しています．ここで重要なことは，同条第２項および第３項に「行うことができない行動の制限」と「精神保健指定医が必要と認める場合でないと行うことができない行動の制限」を規定し，さらに第 37 条１項の規定に基づいて厚生労働大臣が定める処遇の基準を規定していることです．また，1999（平成 11 ）年の改正で移送時の行動制限の規定も組み込まれています．

これらの規定を整理すると，以下のようになります．

（1）行うことができない行動の制限

① 信書の発信・受信
② 都道府県および地方法務局その他の人権擁護に関する行政機関の職員ならびに患者の代理人である弁護士との電話の制限
③ 都道府県および地方法務局その他の人権擁護に関する行政機関の職員ならびに患者の代理人である弁護士および患者または保護者の依頼により患者の代理人となろうとする弁護士との面会

（2）精神保健指定医が必要と認める場合でないと行うことができない行動の制限

① 患者の隔離（内側から患者本人の意志によっては出ることのできない部屋の中へ1人だけ入室させることにより当該患者をほかの患者から遮断する行動の制限をいい，12時間を超えるもの）
② 身体的拘束（衣類または綿入り帯などを使用して，一時的に当該患者の身体を拘束し，その運動を抑制する行動の制限）

（3）厚生労働大臣が定める処遇の基準

精神保健福祉法に基づく行動の制限にかかわる基本理念に，入院している患者の処遇は患者個人の尊厳を尊重し，かつ人権を配慮しながら適切な精神医療を受け，社会復帰に寄与するものでなければならないとあります．そして，患者の処遇にあたっては，その人に自由の制限を必要とされる場合にあっても，本人にその必要性を可能なかぎり説明して制限を行い，なおかつその制限は患者の症状に応じて最も少ない方法で行われなければならないとあります．処遇基準の内容を簡単に説明すると次のようなことです．

① 通信・面会について
入院している患者にとって，通信・面会は，院外にいる患者の家族，地域社会などとの接触を保つ意味からも，医療上，人権の観点から重要な意義があります．そのため，処遇の基準にあえて取り上げられています．

② 患者の隔離について
患者の症状・病状を客観的にみて，本人または周囲の人に危険が及ぶ可能性が顕著であり，本人を隔離する方法以外（代替方法）では，その危険性を最小限にすることや本人を保護することが困難であると医師（12時間を超える場合は精神保健指定

医）が判断する場合に行われます．

対象となる患者は，その患者の言動が入院しているほかの患者の病状に影響する．人間関係が著しく悪化する．自殺企図や自傷行為がさしせまっている．他の患者に対して暴力行為がある．著しい迷惑行為がある．器物破損・損壊行為がある．不隠・多動が顕著である．身体的な合併症があり検査や処置のため隔離する方法以外では行えない場合などの患者です．

③ 身体的拘束について

隔離以上に制限が強い方法で，その患者の生命を保護することおよび重大な身体損傷を防ぐことに重点を置いた行動の制限です．対象となる患者は，自殺企図や自傷行為が顕著である．多動または不穏状態が顕著である．精神障害のため，そのままでは患者の生命にまで危険が及ぶおそれのある患者などです．

④ 任意入院者の開放処遇の制限について

任意入院の患者が対象となる処遇の制限です．もともと任意入院の患者は開放的な環境で治療を受けることになっています．任意入院している患者の症状が悪化し，本人を隔離する方法以外（代替方法）では，その危険性を最小限にすることや本人を保護することが困難であると医師が判断する場合に，開放処遇の制限を受けることを文書によりその患者に伝えなければなりません．開放処遇の制限を受けた場合は，おおむね 72 時間以内に精神保健指定医の診察を受けるようになっています．

⑤ 移送時の行動制限

身体的拘束：衣類または綿入り帯などを使用して，一時的に当該患者の身体を拘束し，その運動を抑制する行動の制限をいいます．

2 精神保健福祉法に基づいた記録の要件

精神保健福祉法に基づいた看護記録は，患者を尊重し，かつ人権を配慮したものでなければなりません．法律に基づいた記録は診療録と同様，事実に基づいて患者の病状を客観的に観察し，どのような看護を提供しようとしているのか，また提供したのか，読む人にその内容が想起できるように正しく伝わる記録であるということです．本書の中でも触れていますが，看護記録はスタッフ間のコミュニケーション・ツールです．適切な医療や看護行為を効果的に伝えるためには，看護記録は客観的で事実に基づいた情報（看護行為の根拠や証拠などがある）が記録されていることが重要です．あってはならない医療事故などが発生した場合には，まず最初に診療録と看護記録の整合性が問われます．そうした意味からも，看護記録は「看護師自身を守る記録」ということになります．

精神保健福祉法に基づいて，行動の制限を必要とする場合の記録では，以下の内容が必要になります．

診療録に記録しなければならない事項

① 必要と認めて行った行動制限の内容
② 行動の制限を開始した年月日時間，解除した年月日時間
③ 行動の制限を行ったときの患者の症状
④ 行動の制限を必要と認めた精神保健指定医の氏名

書面を作成する場合

① 行動の制限を求める理由と解除になるときの判断理由
② 行動の制限を開始した年月日時間，解除した年月日時間
（本人の申し出があれば自由に解除できることを記載する）
③ 本人の直筆サイン
④ 立ち会った看護師（複数の署名が望ましい）
⑤ 行動の制限を修了した年月日時間
⑥ 行動の制限を必要と認めた精神保健指定医の氏名

精神保健福祉法により，任意入院の患者に対して行動の制限を行う場合には書面での告知が必要です．

看護記録に記載する内容

① 行動の制限を求める理由
② 行動の制限を開始した年月日時間，解除した年月日時間と解除理由
（本人の申し出が頻回になるので，フローシートなどで経時的に観察する）
③ 立ち会った看護師（複数の署名が望ましい）
④ 行動の制限を修了した年月日時間
⑤ 行動の制限を必要と認めた精神保健指定医の氏名

1 隔離を行った場合

患者の症状からみて本人または周囲の者に危険が及ぶ可能性が著しく高く，隔離以外の方法では，その危険を回避することが困難と精神保健指定医が判断した場合のみ行われることとされています．

① 本人への説明の記録

・文書による告知が必要と判断した場合は，文書で受諾したことを記録し，文書と共に残すこと．診療録には書面告知の有無を記載しなければなりません．看護記録には，必ず本人が受け取ったことを記録に残します．

・文書による告知が不可能な場合は次の手続きをとります．
隔離室に患者を入室させるときは，その理由について本人に知らせるよう努めることが大事です．そして，複数の看護師でかかわるので，言葉で説明した内容「なぜ，あなたに隔離が必要なのか，さらに病状が落ち着けば精神保健指定医の指示で隔離解除になる」ことなどと，患者の反応「受け入れたか受け入れなかったかの反応」をそのまま記録に残します．受け入れが難しい場合は，その旨を看護記録に記載します．署名は立ち合った複数の看護師がサインすることが望ましいです．

② 精神保健指定医の指示の記録

12 時間を超える隔離は，精神保健指定医の指示を受けた旨を記録します．12 時間を超えない隔離は医師（精神保健指定医でなくてもよい）の指示を受けた旨を記録します．

③ 経時的記録

・隔離の場合，1 時間につき 1 回の観察をしたことを記録します．
特定病院機能評価を受けている施設にあっては 30 分につき 1 回の観察記録を残すよう求められています．看護記事の欄に同じ記録内容が羅列するので，安全管理シート（フローシート）などを作成し，患者の安全管理を経時的にみていくとよいでしょう．

④ 隔離した場合の観察や看護行為の記録内容

・巡視でかかわる場合は必ず看護師 2 名以上で十分な観察と看護を行います．
・隔離したときの記録開始の内容は，入室直後の言動の変化，精神状態，症状の変化，拘禁反応の出現に注意します．できるだけ頻回にかかわりを多くもつこと，またかかわっている時の患者の反応にも注意します．
・厚生労働省告示第 97 条の遵守事項には，隔離中は定期的な対話や観察が求められているので，単なる巡視の記録「睡眠中」でなく，患者との対話も記録することが必須になっています．
・バイタルサイン（血圧，体温，脈拍），排尿・排便状態，呼吸状態，呼吸の聴診，腹部の聴診・触診，食事，清潔（洗面，歯磨き，爪切り，入浴，衣服の調度など），面会，電話，通信など患者からの要望なども記録に残します．
・巡視時には温度調整や換気を行い，必要に応じて 1 日 1 回は環境調節やベッドメーキングをします．
・患者は自由な生活を束縛されているので，ストレスが精神面に影響を与えていないか変化を予測して観察します．もし，拘禁反応が現れた場合は，迅速に対処します．制限事項の解除は精神保健指定医の指示に従い，けっして単独で行ってはいけません．
隔離をしているときでも，患者から電話の要求があった場合は，通信・面会の自由があるので原則，拒否はできません．しかし，病状や治療的配慮から，合理的と認められる範囲のなかで制限はできるとされていますので，頻回の要求がある場合は，最低限度の電話の機会を保証し，「隔離中は 1 日 1 回の電話はできる」などの取り決めをしておくようにするとよいでしょう．

2 身体的拘束を行った場合

患者の症状からみて本人の安全と治療，看護上の必要性からの運動制限を行わないと周囲の者に危険が及ぶ可能性が著しく高く，抑制以外の方法では，その危険を回避したり，心身の安静を図ったりすることができないと精神保健指定医が判断した場合のみ行われることとされています．あくまでも，患者の安全，保護に欠くことのできない場合に限り行います．身体的拘束にあたっては，適切な用具と方法で行い，関節運動障害を避けるためにも必要以上の緊縛をしません．身体的拘束をした場合，結び目は患者の手の届かない所でしっかり固定します．

① 本人への説明の記録

身体的拘束も隔離も同じように，インフォームド・コンセントを行いますが，身体拘束するに至った病状を考えると，文書では無理な場合が多いようです．

・文書によるインフォームド・コンセントが可能な場合は，文書で受諾したことを記録し，文書と共に残します．

・文書によるインフォームド・コンセントが不可能な場合は次の手続きをとります．

身体的拘束をするときは，その理由について本人もしくは保護者に同意を求める必要があるので，必要性を必ず知らせるよう努めることが大事です．そして，だれが説明をしたか，説明した内容「なぜ，身体的拘束が必要なのか」さらに「病状が落ち着けば精神保健指定医の判断で身体的拘束が解除になる」などのことと，患者の反応「受け入れたか受け入れなかったかの反応」をそのまま記録します．

② 精神保健指定医の指示の記録

精神保健指定医の指示を受けた内容を記録します．

③ 経時的記録

・身体的拘束の場合は，30 分につき 1 回の観察をしたことを記録しますが，特定病院機能評価を受けている施設にあっては 15 分につき 1 回の記録を残すよう求められています．看護記事の欄に同じ記録内容が羅列するので，フローシート（安全管理シート：川上千英子提案）などを作成し，患者の安全管理を経時的にみていくとよいでしょう．

身体的拘束した場合の患者の観察や看護行為の記録内容

- 巡視やかかわる場合は必ず看護師 2 名以上で十分な観察と看護を行います.
- 身体的拘束したときの記録開始の内容は，抑制直後の言動の変化，精神状態，症状の変化およびうつ状態の出現に注意します．できるだけ頻回にかかわりを多くもち，またかかわっているときの患者の反応にも注意します.
- バイタルサイン（血圧，体温，脈拍），排尿・排便状態，呼吸状態，呼吸の聴診，腹部の聴診・触診，食事介助，清潔（洗面，歯磨き，爪切り，入浴，衣服の調節など）介助．運動麻痺，知覚神経麻痺，循環障害，擦過傷などに注意します．身体的拘束時は，部位の観察や二次的障害の有無を観察し，その予防に努めることが大切です.
- 個室などで身体的拘束をされている場合は, 巡回時には温度調整や換気をします. 必要に応じて 1 日 1 回は環境調節やベッドメーキングをします.
- 身体的拘束時の電話の要望は制限することができます．ここが，隔離と違いがあります．保護者の強い要望があれば精神保健指定医の判断で，短時間の面会をさせてもかまいせん.
- 患者の手足はもとより日常の自由な生活を束縛されているので，ストレスが精神面に影響を与えていないか変化を予測して観察します．もし，拘禁反応やうつ状態が現れた場合は，迅速に対処します．制限事項の解除は精神保健指定医の指示に従い，けっして看護師の判断で行ってはなりません.

3　自ら求めて保護室に入ることを希望する場合

精神保健福祉法 37 条第 1 項の規定に基づき厚生労働大臣が定める基準の患者の隔離（4）に「なお，本人の意志により閉鎖的環境の部屋に入室させることもあり得るが, この場合は隔離にあたらないものとする」とありますが, これについても,「本人の希望による入室である」といった書面はないため法的な手続きは必要になります. この場合は，隔離と同じ手続きになります.

4　任意入院患者の解放処遇の制限の場合

任意入院患者は，開放病棟かもしくはそれに準じた病室で治療を受けることが基本です．なかには，①病状の悪化による行動の制限，②やむを得ず任意入院で閉鎖病棟に入院せざるを得ない場合があります.

①の場合は，精神保健福祉法で定められている「書面での告知」をしなければなりません．記録する内容は，隔離および身体的拘束と同じですが，診療録と看護記録を同じ記録欄に記載していない施設にあっては，記録内容の整合性がずれたりしてはいけません.

記録には，なぜ書面告知をしなければならなかったのか，その理由を記録します.

②の場合については，開放病棟のベッドに空きがないが，患者本人が入院を熱望した場合などにあてはまるでしょう．多くは，口答で受諾を得ますが，後で患者から不満が出ないとも限りませんので，書面での受諾を得たほうがよいでしょう．このときも，相手が受諾した書面を受け取ったことを看護記録に記載します．書面告知の内容は，「閉鎖病棟への入院受諾（自ら求めて入ることを希望する)」になります．

5 面会の制限

面会に関しては，患者の医療または保護に欠くことのできない限度で制限が行われます．これは，面会によって病状の悪化を招いたり，治療効果を妨げたりする場合に限りです．それも，医療または保護のうえで合理的な理由があって，合理的な方法および範囲に制限が限られます．制限する場合は，必要性を慎重に判断して決定しなければなりません．

制限した場合，医師はその理由を診療録に記載します．そして，適切な時点において制限したその理由を患者および保護者に知らせなければなりません．ただし，厚生大臣が定める行動の制限にある「③都道府県及び地方法務局その他の人権擁護に関する行政機関の職員並びに患者の代理人である弁護士及び患者又は保護者の依頼により患者の代理人となろうとする弁護士」との面会は制限できません．

面会を制限した場合は，その理由を医師が診療録に残さなければなりません．看護記録においては，面会制限に対する記録の義務は規定されていませんが，看護の責任を明確にするうえからも，面会制限に至った理由を看護師の視点から経過が記録されていることが必要です．参考までに面会があったときに記載する内容をあげます．これも，個々の施設で異なるようです．

本人が面会を拒否した場合は，面会者にその旨を伝え，帰ってもらいますが，看護記録には「患者が面会を拒否した理由」を記載します．

面会時の記録

① 面会時間
② 面会場所
③ 面会回数
④ 面会者
⑤ 面会後の精神状態，患者の様子，気がかりなこと

開放病棟では，家族からの要望で病室での面会は可能なかぎり希望に応えている施設もありますが，閉鎖病棟では，入院患者の安静と保護の面から，食中毒の問題，薬物・危険物などの持ち込みなどを理由に差し入れなどには慎重に対応しているのが実情です．

・隔離中の面会
家族のみを対象に許可をしている施設もあります．

・身体的拘束時の面会
保護者の強い要望がある場合に限り，短時間で行われることもあります．

3 フォーカスチャーティングで人権擁護，患者の権利尊重，倫理性に基づいた看護記録を目指す

精神科における看護記録は，精神保健福祉法に基づく記録であることが最低条件といえます．精神保健福祉法に基づいた看護記録は，いわば患者の人権尊重に基づいた記録であるということです．カルテ開示を請求されても，自信をもって看護師が入院患者に対して，このように健康問題を考え，それを解決するために共に考え，支援し，働きかけ，援助していますと言える看護記録とは，どういったものでしょうか．

ここでの看護記録とは，2020 年 3 月 5 日厚生労働省通知「基本診療料の施設基準及びその手続きの取り扱いについて」から抜粋すると，

Ⅰ患者の個人記録では，

（1）経過記録：個々の患者について観察した事項及び実施した看護の内容等を看護要員が記録するもの．ただし，病状安定期においては診療録の温度表等に状態の記載欄を設け，その要点を記録する程度でもよい．

（2）看護計画に関する記録：個々の患者について，計画的に適切な看護を行うため，看護の目標，具体的な看護の方法及び評価等を記録するもの．

Ⅱ看護業務の計画に関する記録では，

（1）看護業務の管理に関する記録：患者の移動，特別な問題を持つ患者の状態及び特に行われた診療等に関する概要，看護要員の勤務状況並びに勤務交代に際して申し送る必要のある事項等を各勤務帯ごとに記録するもの．

（2）看護業務の計画に関する記録：看護要員の勤務計画及び業務分担並びに看護師，准看護師の受け持ち患者割当等について看護チームごとに掲げておくもの．看護職員を適正に配置するための患者の状態に関する評価の記録．

をいいます．

フォーカスチャーティングによる記録例をみてみましょう．

〔一時隔離の例〕

夜間の就眠時間帯に，理由もなく興奮したり，不機嫌になってナースステーションに来て一方的に隔離を一時的希望したりして，看護師が戸惑うことがあります．この場合の隔離は，12 時間を超えないので，当直医の判断で一時隔離になります．

診療録には

・行動制限を行った理由

・行動の制限を開始した年月日時間

・患者の症状

・当直医の氏名

などが記載されます．

看護記録は，行動の制限を行うに至った患者の精神状態の経過が記録されていることが必要です．一時的に隔離をするにしても，看護と観察は隔離に準じます．

〔例1　一時隔離のフォーカスチャーティング〕

月　日	時　間	F（フォーカス）	D（情報）A（援助）R（評価）
	22：35	入眠困難	D 「ねえ，眠る前のお薬ちょうだい」とナ
			ースステーションに来る．
			A 就寝前薬与薬．
5/26	0：00	睡眠薬の効果	D 寝息を立てている．
	0：50	中途覚醒	D 突然「薬！」と声高く来詰する．表情硬い．
		理由不明な興奮	「どうしましたか」と問うと「注射して！」
			と表情硬く希望する．
			話をしようとするが，機嫌が悪くなり「も
			う，何ねー！あんたすかんたい」とかかわ
			りを拒否する．
			「注射」「医者に言って」と催促する．
			A 当直医○○に症状報告する．症状緩和さ
			せるために，セレネース（5）3A，タ
			スモリン 1A 筋注（右臀部）施行．
			D 血圧測定しようとすると「なんするの
			よ！」と拒否してさせない．注射後，詰
			め所から出よっとしたとき，立ち止まり，
			いきなり「個室入る！」と意志希望する．
			理由を聞くが「個室！」と言う．
	1：10	行動の制限：一時隔離	A 再度，当直医に患者の症状と要望を説明
		隔離理由：孤立希望	する．
			当直医○○の判断で，一時隔離 100 号
			室となる．
			一時隔離は，気持ちが落ち着いたら解除
			になること，個人の意志表示があれば，解
			錠になることを説明する．
			担当看護師○○，□□
			R 「わたしが眠るまで電気つけとって」と

月　日	時　間	F（フォーカス）	D（情報）　A（援助）　R（評価）
			言って布団をかぶる.
	2：00	注射の効果	D　寝息を立てている.

① 診療記録との内容の整合性

記録にあたっては，医師の診療記録と看護記録の時間がずれたり，記録の内容が異なっていたりして「内容の整合性」に不備がないようにします．では，行動の制限，身体的拘束を行ったとき，だれがその記録をするのでしょうか．多くは複数の看護師でかかわっているので，受け持ち看護師が記録するのが現状でしょう．監査の指摘事項では，看護記録に記載する看護師は「指示を受けた看護師」がそれを記載することになっています．

② 事実の記載

守秘義務（法律的には助産師のみ守秘義務があったので拡大解釈されていました）の矛盾も多かった保健師助産師看護師法も，2000（平成 12）年から守秘義務が位置づけられました．よって，それまでのように診療の補助記録ではありません．看護記録も診療録と同様，カルテ開示などでますます重要視されるようになりました．詳細に，事実として見たことを記載しなければなりません．

③ 患者の人権擁護，患者の権利尊重，倫理性に基づいた記録

これらが満たされていないと，看護師が自信をもって看護記録の開示ができないということです．患者の人権擁護・患者の権利尊重を考えた記録とはここでは，看護師の言葉のトゲや主観的表現および患者を卑下した表現，看護師の勝手な判断の表現，誤解を受ける表現などを避けることをいいます．一部を紹介すると，次のようなものをあげることができます．

●看護師の言葉のトゲ

今日では，叙述式記録は皆無に近くなりましたが，この記録の名残で経時的記録の中に不適切な言い方がみられることがあります．フォーカスチャーティングでは，F（フォーカス）用語やD（情報）にみられます．

✕ 例：また（か），いつもの，うんざり，だらだら，ノロノロ

●主観的表現

フォーカスチャーティングでは，D（情報）やR（評価）にみられます．

✕ 例：勝手な行動，同じことを言う，看護師の話を聞き入れない，理由づける

〔例 2　聞き入れない〕

時　間	F（フォーカス）	D（情報）　A（援助）　R（評価）
16：00	不穏	D　ワーワー泣き顔で，訴える．
		「家に帰るけん連れてって，お父さん，お父さん」と叫
		んだかと思うと真剣な顔になり，「あんたねえ，わた
		しが今から帰るけん，手伝って」「このタンスに入
		っとるけん，あんた探してくれんね」壁を指して訴
		える．
		「ここは，病院でそこは壁よ」
		ワーワー再び訴える．自室よりホワイトボードの所
		まではい出す．
		R　こちらの言うことに対しては聞き入れず．

この記録例のフォーカスは「不穏」でなく「感情の不安定」と「環境に慣れないことによる帰宅要求」になります．看護師の感情の表現 R「こちらの言うことに対しては聞き入れず」でなく，まだ D に続けて「看護師の説明に反応を示さない」とそのままの事実を観察したことを表したほうがよいと思います．

●患者を卑下した表現

フォーカスチャーティングでは，D（情報）にみられます．

✕　例：貧乏くさい，みすぼらしい格好，何も持っていない，みっともない

●看護師の勝手な判断の表現

D（情報）や F（フォーカス）用語での使用がみられることが多いようです．

✕　例．暴行（暴力）行為，不穏

〔例 3　不穏と看護師の感情の表現が混入しているフォーカスチャーティング〕

時　間	F（フォーカス）	D（情報）　A（援助）　R（評価）
1：10	筋注希望	D　「注射して！」と表情硬く訴える．理由を聞くが，不
	不穏	機嫌になり「もう，何ねー！あんたすかんたい」と
		刺激的．

この記録例のフォーカスは「筋注希望」ではなく，なぜ筋注を希望したのかその理由がフォーカスになりますが，理由として不穏と勝手な判断をしてしまっています．

●看護師の感情の表現

F（フォーカス）用語やD（情報）およびR（評価）にみられます.

✕ 例：ストレスがある，刺激的な態度

●誤解を受ける表現

この記録も看護師の勝手な判断の表現と同じく，フォーカス用語で使用されていることが多いようです.

✕ 例：知識がない，病識がない，自分のことをわかっていない，理解不足

以上のようなこれらの表現は，看護師が，患者本人から確認すれば解決できる内容であると思われます.

資料1 フォーカスチャーティング演習

行動目標　フォーカスチャーティングで実際に記録できる．

演習目標

1．データをD(情報)－A(援助・働きかけ)－R(評価)で分類できる．
2．F（フォーカス）とD，A，Rを区別できる．
3．F（フォーカス）を特定できる．
4．既存の看護記録をフォーカスチャーティングのスタイルF：D－A－Rで記録できる．

演習① データをD(情報)－A(実施・援助・働きかけ)－R(評価)で分類できる．

【設問】次の1～20の(　)の中に，D，A，Rのいずれかをあてはめて分類してみましょう．

F（フォーカス）と設問の用語を構成する前後（D，A，R）がありませんので，「わたしならこれ（D，A，Rなど）にする」といった考えで分類してください．重複する用語もあるかもしれません．

1（　　）「頭蓋骨が膨れているような気がします」
2（　　）看護師の指導を受けずに私物の整理はできる
3（　　）独り言を言いながら廊下を歩いている
4（　　）看護師2名で洗面介助する
5（　　）更衣施行
6（　　）レクリエーション（卓球）に参加，笑顔がみられる
7（　　）外泊のため両親が迎えにくる
8（　　）腹圧をかけるよう説明する
9（　　）「薬はわたしをいじめるので飲みません」
10（　　）家族同伴で受診
11（　　）頭痛がすると言う
12（　　）腸グル音良好
13（　　）「よく眠れました」
14（　　）○○医師より隔離の指示あり
15（　　）血圧140－68mmHgに下降
16（　　）同室の患者と談話している
17（　　）からだがだるいと言う
18（　　）看護師に付き添われ○○室入室
19（　　）顔色不良
20（　　）昼食時，突然「ご飯の中に毒が入っている」と言って食べない

演習❷ F（フォーカス）とD，A，Rを区別できる．

【設問】 次の項目1～20の（ ）の中に，フォーカスとして正しいと思うものにはFを記入し，フォーカス用語として望ましくないものには下の表（フォーカスとして望ましくない理由）の中に，その理由を簡単に記入してください．

1（ ） 精神状態
2（ ） 体位変換
3（ ） 尿失禁
4（ ） 高体温
5（ ） 排尿の変調
6（ ） 拒薬
7（ ） 罪業妄想
8（ ） 不自然な衣服の調整
9（ ） 生活目標の欠如
10（ ） 腹部症状
11（ ） 体重測定
12（ ） 入眠困難
13（ ） 母親の面会
14（ ） 洗面介助
15（ ） 気持ちがすっきりしました
16（ ） 栄養士による退院前栄養指導
17（ ） 筋肉注射施行
18（ ） 人物誤認
19（ ） 同室者とトラブル
20（ ） 退院の要求

■フォーカスとして望ましくない理由（5のみ例を示す）

	理　由		理　由
1		2	
3		4	
5	どのような排尿障害かわからない	6	
7		8	
9		10	
11		12	
13		14	
15		16	
17		18	
19		20	

演習③ F（フォーカス）を特定できる.

【設問】 次の1～6について，（　　）の中にフォーカス用語として適当と思うものを下記の語群から1つ選び語句を記入してください.

1（　　　　　　） D：「ここ5日間排便がないんです」腹部触診で便の貯留を感じる.
A：冷水の飲用と腹部マッサージで自然排便を観察する.

2（　　　　　　） D：昼食1/3，副食1/3摂取する．最近食欲がないと言う.
理由を聞くと「どうせ,職場復帰できるわけでもないし」と話す.
A：話を聞き，今は何が一番大切か一緒に考える．患者の目標として食事療法に専念することが大切と支持する.
R：「少しは気が楽になりました」

3（　　　　　　） R：排便多量にあり．「すっきりしました．薬に頼らなくてよかったです」

4（　　　　　　） D：全身の発汗，悪寒あり顔色不良．T ＝ 38.2℃，P ＝ 102．
「少し寒気がします」
A：主治医へ症状報告する．背部と胸部の乾拭し，下着交換介助，電気毛布使用．指示の解熱剤与薬.

5（　　　　　　） R：健側の左上肢でシャツのボタンはずし可能.

6（　　　　　　） R：T ＝ 36.5℃，P ＝ 88に下降，顔色良好.

語群

腹部マッサージの効果	～による食欲不振	自然排便あり	
～による絶望感	5日間の便秘　解熱剤与薬	悪寒	片麻痺
解熱剤の効果	セルフケアの不足：更衣	発汗	高体温
バイタルサイン	腹部マッサージの効果	顔色不良	

（フォーカスチャーティング演習　模範解答）

演習①　1（D）2（R）3（D）4（A）5（A）6（D）7（D）8（A）9（D）10（D）11（D）12（D,R）13（R）14（A）15（R）16（D）17（D）18（D）19（D）20（D）

演習②　1（×）状態の何をフォーカスしているか不明　2（×）援助行為（A）である　3（F）　4（F）　5（×）略　6（×）なぜ拒薬するのか，その理由がフォーカスになる　7（×）アセスメントでなく症状名である　8（F）　9（F）　10（×）腹部の何の症状をフォーカスしているか不明　11（×）体重測定の場合は測定値を記録するので（D）情報になる　12（F）　13（F）　14（×）援助行為（A）である　15（×）患者の反応であり（R）評価でもある　16（×）患者教育は（A）である　17（×）診療の補助行為は（A）である　18（F）　19（×）アセスメントしたトラブルの原因がフォーカスになる　20（F）

演習③　1（5日間の便秘）　2（～による絶望感）　3（自然排便あり）　4（高体温）　5（自力で更衣できない）　6（解熱剤の効果）

演習④　5章に同じ内容があります．本文の添削例を見ないでフォーカスチャーティングに直してみましょう.

演習④ 既存の看護記録をフォーカスチャーティングのスタイルF：D－A－Rで記録できる.

【設問】 次の経時的記録をフォーカスチャーティングで書いてみましょう.

事例 43歳の女性，統合失調症．妊娠妄想・関係妄想が強く，好褥無為，自閉傾向にある.

日　時	経　過　記　録
8／14	
17：00	早くから横臥している．理由を聞くと「今日は主治医より寝てはいけないということを聞かなかったので，寝てもよいと思っていた」と理由づけする．19時までは，布団を上げるよう話し，一緒に片づける.
19：30	臥床中．夕食後（18時40分頃）布団を敷いたと言う．寝るのは幻聴に基づいたことであると口調早く，「先生との約束は，19時だったけど，18時40分に敷いたのよね．それが，先生は1日中寝ときなさいと言うし．お姉さんがそこに来て，言うことを聞きなさいと言ったの……」と表情硬く話す．夕方の歯磨きを勧めると「朝夕の歯磨きはしたことがない．昼だけでいい」と言う．催促すると，素直に応じ，洗面所に行って歯磨きをする.
22：30	入眠できない様子．睡眠薬を勧めるが「朝早く目が覚めるので，遅いほうがよい」と言う.
23：00	睡眠薬服用
23：40	寝息を立てて寝ている.
8／15	
6：00	定時に起床する．布団を上げている.
10：00	私物の洗濯を促すが「昼にします」と言い，一方を見つめて動こうとしない．タオルケットをかぶり横臥している．「必ず，昼にはしてください」と，口答指導のみで様子観察する.
13：00	詰め所に「洗濯してきた」と報告あるが，そのまま自室に戻り横臥する.
14：40	同室者と雑談している.
	＊＊　中略　＊＊
8／21	
20：00	「19時まで起きていようと思ったけど，赤ちゃんがきついと言っているので，18時45分頃布団を敷いた．○○先生が，いつもわたしに意地悪するの」と表情硬く話すため，生理と妊娠について説明する．部屋でゴロゴロしていたら肥満になることも説明する．手で腹部を触り「だけど入っているもの……」と言う. できるだけ，活動に参加させ気分転換と関心を外部に逸らすことが必要.

資料2　フォーカスチャーティング評価表（監査用紙のデモ版）

評　価　項　目	評　価
1．フォーカス・コラムの縦読みで患者の病状経過がみえるか	5 4 3 2 1
2．ＦにＤ・Ａ・Ｒが混同して記録されていないか	5 4 3 2 1
3．ＤにＡ・Ｒが混同して記録されていないか	5 4 3 2 1
4．ＡにＤ・Ｒが混同して記録されていないか	5 4 3 2 1
5．Ｒに患者からの評価としての言葉，行動変容が記載されているか	5 4 3 2 1
6．ＤはＦへの振り返りとしての観察内容になっているか	5 4 3 2 1
7．ＡはＦへの振り返りとしての援助・働きかけになっているか	5 4 3 2 1
8．ＲはＦへの振り返りとしての患者からの評価になっているか	5 4 3 2 1
9．Ｆ・Ｄ・Ａ・Ｒ・看護師のサインなどの未記載部分がないか	5 4 3 2 1
10．Ｆは看護計画の健康問題と連動した整合性があるか	5 4 3 2 1
11．Ａには看護計画に立案されている援助計画の実施をＰ／Ａとして記載しているか	5 4 3 2 1
12．フォーカス記録の内容と同じ記録がフローシートに重複して記載されていないか（フローシートのない患者では，熱計表などの記事欄）	5 4 3 2 1
13．看護師（当事者）が観察した事実に基づいた記録がなされているか	5 4 3 2 1
14．看護師の憶測や主観に基づいた記録がＦ・Ｄ・Ａ・Ｒに記載されていないか	5 4 3 2 1
15．継続している健康問題は，各勤務帯に連動したフォーカス記録になっているか	5 4 3 2 1
16．フォーカス記録が看護師中心の記録になっていないか	5 4 3 2 1
17．3日以上継続する健康問題（看護計画に立案されていない）を看護計画に立案せずフォーカス記録として継続していないか	5 4 3 2 1
18．任意入院患者のフォーカス記録は精神保健福祉法に基づいた記録がなされているか	5 4 3 2 1
19．新しく発生した健康問題に対して，Ｆ・Ｄ・Ａ・Ｒで記載することができているか	5 4 3 2 1
20．新しい健康問題に対して，フォーカスにＡ／Ｐで取り上げ，看護計画に立案することができているか	5 4 3 2 1
備考・コメント 総合評価	

著作者：焼山和憲

●**評価方法**

評価対象患者の１週間（各施設で決定する）のフォーカス記録を複数の看護師が評価します．評価方法は５段階の間隔尺度でチェックします．

●**評価基準**

5　フォーカス記録の構成要件を満たしている
（記録の開示に十分な要件を満たしている）

4　十分ではないがフォーカスの記録の構成要件を満たしている
（気になる記録の構成要件があるが，記録の開示に必要な要件を満たしている）

3　時折記録の構成要件を満たしていない部分がみられる
（記録の構成要件に間違いが数カ所みられる．看護計画との評価は月１回程度に見直しをされているが，時折，看護計画とフォーカスチャーティングの整合性を欠いている）

2　かなりの部分で，記録の構成要件を満たしていない面がみられる
（記録の構成要件に間違いがかなりみられる．看護計画とフォーカスチャーティングの整合性がない．数カ月以上に及び計画見直しがされていない（形だけ））

1　フォーカス記録の構成要件を欠いている
（Ｆ・Ｄ・Ａ・Ｒの記録内容に間違いが顕著であり理解されていない．看護計画はできていない）

■ フォーカスチャーティング評価表を使用するにあたって

フォーカスチャーティング評価表は，フォーカスチャーティングの記録の質と看護の質を高め，それを維持するために用いるもので，記録者個人の記録にかかわる力量や看護の内容を批判するものではありません．フォーカスチャーティング評価表はスーザン・ランピーの著書に優れたモデルがあります．また，フォーカスチャーティング学会誌にもそれぞれの施設で作成し，現在使用している評価表なども紹介されています．このフォーカスチャーティング評価表（監査用デモ版）は，著者自身が本書の構成に従った形で作成し，評価数項目も少なく簡易性を目的にしたものです．それゆえ，完成途中のものです．評価内容は，フォーカス記録と看護計画およびフローシートが稼働している施設を基準に作成しています．

周知のように，評価表を作成しそれを使用するためには，信頼性と妥当性が問われます．また，フォーカスチャーティングは評価者のフォーカスチャーティングで記録できる力量に応じて評価内容が異なります（評価者の水準を決めないといけない）．そして，同一内容の記録を多数の看護師で評価をしなければならないというハードル（それぞれの施設の看護記録をそれぞれの施設の担当者で評価してもサンプルが異なるのでプールデータを得ることができないこと，さらに，評価者の数も少ないので統計的検定ができない）があります．このことを含んで使用してもらえれば幸いです．

Ⅱ

記録マニュアル／記録の実際（例）

1 悪性症候群にある患者の記録マニュアル

月日	時間	F(フォーカス)	D(情報) A(援助) R(評価)	
		悪性症候群	D	患者の全身状態の観察
		（未診断の場合は，		・発熱，流延，発汗，頻脈，嚥下状態など
		重篤な向精神薬の		・精神症状（無言，昏迷，カタレプシーなど）
		副作用と記載）		・神経症状（筋強剛，筋の脱力，筋の緊張，振
				戦など）
				・バイタルサインの観察
				・血液検査データのチェック（白血球，GOT，
				GPT，LDH，CPK）
				・尿の色，性状（暗赤尿の有無）
			A	①異常時は○○医師に報告
				②安静臥床，水分補給，体位変換など
				③ニーズの未充足部分を手助けする.
			R	患者からの言葉，表情，態度，行動などを記録
				する.

1 悪性症候群にある患者の記録例

月日	時間	F(フォーカス)		D(情報)　A(援助)　R(評価)
5/29	9:30	持続性の微熱	D	朝食を配膳する．臥床中であるが入眠はしてい
		・倦怠感		ない．
				T=37.3℃, P=66, BP=148／92mmHg.
			R	「からだがきついです」と言う．
	12:30	体温上昇により	D	T=38.3℃, P=80, BP=150／98mmHg.
		トイレ歩行不能		「足に力が入らないのでトイレに行けないで
				す」．排尿介助後茶 150ml 勧めるが嚥下悪く
				3 分ほどかかる．
				濃縮尿 600ml 自然排尿あり．
			A	ポータブルトイレ設置し，排尿介助後，○○医
				師に状態報告する．指示で臨時採血する．
			R	「たすかりました」と言う．
	16:00	重篤な向精神薬	D	CPK（2,736）上昇，T = 37.5℃，P = 84，
		の副作用の疑い		BP = 146/96mmHg，筋緊張あり．
				小声で「わたしが悪いんです」と耳を手でふさ
				いで，閉眼したまま自室を歩き回っている．顔
				面に発汗多量あり．茶 400ml，健康飲料水
				100ml 飲用するが時々むせる．
			A	看護師と助手 2 名で全身清拭する．
			R	「少し楽になりました」と言う．
	18:00	高体温の持続	D	筋緊張（四肢），下腹部膨満あるが排尿なし，
				尿意を問うが「ない」と答える．
				T = 38.0℃，P = 96，○○医師に状態報告
				する．導尿で濃縮尿（褐色）160ml あり．
			A	頭部アイスノン使用，クーリングで経過観察す
				る．
	20:30	高体温の持続	D	T = 37.0℃，体熱感なし，筋緊張あり，四肢
				に力が入っている．

2 うつ・自殺企図のある患者の記録マニュアル

月日	時間	F(フォーカス)	D(情報)　A(援助)　R(評価)	
		うつの兆し	D	①患者の言動・表情
		意欲の低下		・思考制止や意欲低下の状態
		嫌世感の気持ち		・悲観的訴え，自責的訴え，心気的訴え
		罪悪感の表現		②日常生活の状況
		自己破壊行為		・栄養状態，清潔，排泄
		無価値感		・睡眠について（入眠困難，中途覚醒，早朝覚醒，熟睡感の有無など睡眠パターンと不眠の状況）
				③薬の服薬状況
				④他患との交流
			A	①傾聴
				・患者への気分の配慮
				・身体症状出現時は対症療法
				・今は心身の休養が必要なことを説明する.
				②基本的な日常生活行動の援助
				③動きが出てきたら徐々に行動範囲を拡大していく過程を記録する（日課・レクリエーションの参加を勧めたことなど）.
			R	看護師のかかわりに対する患者からの言葉や反応を記録する.
				※注意点 1
				うつの症状軽減時は自殺企図が多くみられるので観察を密に行う.

2 うつ状態にある患者の記録例

月日	時間	F(フォーカス)		D(情報)　A(援助)　R(評価)
5/20	9:30	うつの兆し自覚	D	臥床している．朝食未摂取であるので，様態をたずねる．「食欲がない，うつに入る前は頭が重くなる」と話す．
			A	朝食未摂取であるので，乳酸菌飲料 1 パックと麦茶をペットボトルに入れ，少しでもエネルギーを補給したらどうかと勧める．
			R	「あとからいただくから」と言う．
	10:00	自力での清潔行為	D	歯磨き，洗面している．
	13:00	食欲の低下	D	臥床している．麦茶 1 杯飲用している．
			A	「昼食を少しでも食べませんか」と声かけする．
			R	朝の麦茶飲用している．昼食未摂取である．勧めるが「いらない」 と言う．
	18:50	重度の疲労感	D	「からだがきつくて重たい，昼間から寝るようになってしまった」
			A	「今はゆっくり休みましょう」と休息を促す．
		食欲の低下	R	夕食 7 割摂取．
	22:30	睡眠中	D	体動なし．
5/21	9:30	行動抑制	D	「何もする気にならない」と表情さえない．すぐに臥床する．朝食未摂取．
			A	リネン交換と，水分補給のため麦茶をペットボトルに入れ，渡す．
			R	「………」倦怠感強いのか反応なし．
	14:00	行動抑制	D	臥床している．
	18:00	食欲低下	D	7 割摂取．
	22:00	睡眠中	D	体動なし．
5/22	10:00	洗濯代理行為の依頼	D	「着替えがない，洗濯物は病院に出してほしい」
			A	院内洗濯に依頼する．
			R	「ありがとう」
	15:00	入浴行為の意欲低下	D	臥床している，表情さえない．
			A	「お風呂に行きませんか」と入浴の声かけをする．
			R	元気のない声で「入浴しません，からだも拭きません」と言う．

3 行動の制限のある患者の記録マニュアル

月日	時間	F(フォーカス)	D(情報) A(実施・活動) R(評価)	
		自傷・他害	D	①患者の訴えや興奮の内容
		器物破損・損壊		②表情，行動の内容
				③他害（看護師および他患への暴力）の場合は，
				その時の状況
				④行為を自己制止できる場合は，複数の看護師
				立ち会いで，なぜ，そのような行動をとった
				のか言い分を聞く（詳細に記録）.
				⑤器物破損の場合は，患者の精神状態と状況
			A	①暴力の場合は，被害者と加害者を離す.
				②行事など病棟外の場合は，主治医・担当病棟
				の看護師に連絡.
				③行為を自己制止できない場合は，安全を考慮
				し複数の看護師立ち会いで抑止する.
				行動の制限（12 時間を超える隔離，一時隔離，
				拘束などが指示された場合，なぜ，そのよう
				な行動をとらなければならなかったのか看護
				師の行った説明や行動を詳細に記録する）
				④医師の指示（与薬，注射，部屋移動など）が
				あった場合は，医師の指示施行
				⑤部屋移動の場合は，刺激の少ない，落ち着け
				る環境を整える.
				⑥危険物などがあれば速やかに除去する.
				⑦精神状態に応じて，飲水を勧める.
				⑧患者に外傷はないか，本人の許可を得て確認
				をする.
			R	①薬物の効果や副作用の有無.
				②看護師のケアに対する患者の言葉や態度など.

point!

隔離や拘束は，精神保健福祉法に基づく緊急処置でやむを得ない方法です.
特定病院機能評価に基づく場合は，時間が詳細に定められています．行動の制限をした場合は，観察が密になるのでフローシート（安全管理シート）などで，事実の観察を行うようにします.
問題の発生初期はフォーカス記録で行い，12 時間以上に及ぶ場合は，フローシートに切り替え，適宜フォーカス記録を行います.

3 行動の制限（隔離）の患者の記録例 1

月日	時間	F(フォーカス)		D(情報)　A(援助)　R(評価)
7/5	10:15	自己の要求が通らないことに対する看護師への怒りの攻撃	D	荒々しい声で「たばこー，早く，イライラするんよね．自分たちで勝手にたばこの時間を決めないで」と表情硬く灰皿をナースステーションに投げる．
			A	あなたのことを，ほかの患者が不安がっていると説明し，自室誘導する．
			R	自室で理由を聞こうとするが，看護師を足で蹴ったり，両腕を振り上げ看護師の顎を叩く．
	10:30	気持ちを自制できない，他者への怒りの攻撃	A	○○医師報告，行動の制限の指示あり．なぜ，隔離（保護室）しなければいけないのか，今の精神状態と，とった行動を説明し，保護室で，気持ちを落ち着けることが一番よいことを説明する．
				保護室：理由；不穏，怒りの攻撃，他患の安全 入・出：23 時 00 分　Dr ○○　Ns ○○
				○○医師の指示によりセルシン（5）2A 筋注（右臀部）．時間観察開始する．
			R	言葉で納得した反応はないが，隔離されることに応じる．
	11:10	自制できない行動	D	室内をウロウロしていたり，座ったりしている．
	11:30	注射の効果	R	睡眠中，体動なし．
	14:00	冷静	D	目覚め，天井を凝視している．
	14:30	たばこの要求 冷静さを保てない	D	「看護婦さん，たばこください」と大声でドアを叩いたり，蹴ったりする．
			A	自室で 1 本喫煙，看護師 2 名で付き添う．紙コップに 2 杯茶を渡す．
			R	「ごちそうさまでした」とお礼を言う．
	17:00	たばこの要求	D	大声で「たばこ，持って来い」と要求あり．
		冷静さを保てない	A	室内喫煙のため，看護師 2 名で付き添う．
			R	「ありがとうございました」とお礼を言う．

3 隔離（不穏時）の患者の記録例 2

月日	時間	F(フォーカス)	D(情報)　A(援助)　R(評価)	
5/29	19:00	焦燥感の現れ	D	「イライラしてどうしようもありません，暴れたい気分です．とりあえずセパゾンください」と表情険しい．
			A	主治医へ様態報告．セパゾン 1 錠与薬する．
			R	黙って受け取り内服する．
	19:50	感情を自己制止できない 器物破損	D	自室で大きな音がし，他患が集まっている．自室の壁を叩き，物を投げ，椅子を振り上げ暴れている．「自分が自分でない，人を殺したい，人生が終わってしまった，もうどうなってもいい」と鋭い目つきで言う．
		他人への攻撃感	A	他患の協力と看護師で制止する．○○医師に報告する．
				少し冷静になるよう説明し，○○医師指示薬を勧める．
			R	「薬は飲まん，薬漬けにするな」と床頭台を蹴り，物を投げ続ける．
				「殺してやる，殺してやる」と頭を抱え込む．「保護室に入りたい，このままでは何をするかわからない，拘束してください」
	20:30	一時隔離	A	本人からの隔離希望あり，○○医師へ状況報告する．
				当直医○○医師報告，A 棟 8 号室入室，行動の制限指示．
				保護室：理由；不穏，興奮の為 入・出：20：30　Dr ○○　Ns ○○
				○○医師の指示でベンザリン（5）1 錠与薬，茶 2 杯（紙コップ使用）入れておく．
				床頭台・三段ボックス・消火器・ナースステーションの鋏など危険物を除去する．
	22:00	いらだちの発散	D	室内を歩き回り，ドアや壁を手で叩き続ける．声がかすれている．

月日	時間	F(フォーカス)		D(情報)　A(援助)　R(評価)
	23:00	行動の制限への不	D	大声で「開けろー，俺が何をしたっていうんだ」
		満		と叫ぶ.
			A	室内灯をつけ，他患の睡眠に支障が出るので，
				静かにするよう説明する.
	23:20	説明の効果なし	R	大声で「開けろー」と叫び続ける.
5/30	0:00	安全管理シートに	A	行動の制限のため，安全管理シートでの観察に
		よる管理		切り替える.

4 希死念慮がある患者の記録マニュアル

月日	時間	F(フォーカス)	D(情報) A(援助) R(評価)	
		希死念慮	D	①思考の内容や程度
				②絶望感・焦燥感の程度
				③日常生活行動の状況
				④睡眠状態
				⑤対人関係
			A	①つらさを受け止め，焦らないこと，死なない約束をする.
				②今はゆっくり心身の休養をするように説明する.
				③睡眠がよくとれるような調整を行う.
				④自殺の予兆があれば，会話をもつとともに防止に努める.
			R	患者からの言葉を記入し，併せて表情・行動も記録する.

4 希死念慮がある患者の記録例

月日	時間	F(フォーカス)	D(情報) A(援助) R(評価)	
5/20	11:00	希死念慮による睡眠困難	D	「夕べは全然眠れませんでした」と話し，イライラを訴え臥床して過ごす．
	15:50	将来への不安と希死念慮がある	D	「先のことを考えると不安が出てきて，死にたい気分になった」と涙ぐむ．主治医からの指示薬を希望する．
			A	〇〇医師に状態報告．セレネース（5）2A，タスモリン（5）1A 筋注施行（右臀部）する．「今は先のことを考えないで，休みましょう．あと 30 分ほどしてから伺います」
	16:30	薬の作用発現	R	「眠気があるからパジャマに着替えます」
				………中略………
5/24	1:25	熟眠感が得られない	D	「目が覚めました，薬ください」と来詰する．表情暗い．
			A	約束処方．ベンザリン（5）1T 与薬
	2:20	就眠困難	D	「まだ眠れません，頭がぼーっとしている．薬ください」と来詰する．
			A	P／A＃2 計画立案．就眠困難「もう少ししたら眠れそうですね」と主治医に報告．主治医処方　ベンザリン（5）1T 与薬
	6:30	睡眠薬の効果	R	「よく休めました」と言う．
				………中略………
5/29	10:30	不十分な睡眠感	D	「昨日は，5 時間ぐらいしか眠れなかった　睡眠不足の感じですね」
			A	「そうですか．就床する時間をもう少し遅らせたらどうでしょうか」
			R	「そうですね．寝る時間を遅らせて，21 時くらいにしてみます」と言う．

5 強迫行為のある患者の記録マニュアル

月日	時間	F（フォーカス）	D（情報） A（援助） R（評価）	
		強迫行為	D	①強迫行為の状態（言動・表情・会話など）
		（不合理な手洗い		②１日の過ごし方
		行為など）		③強迫行為に伴う身体症状の観察
				④対人関係
				⑤強迫行為時の経時的観察
			A	①強迫行為を制止せず，まず見守りながら会話
				をする．
				②強迫行為の状態・時間帯に応じて主治医との
				連携をとる．
			R	患者の言語的・非言語的表現，表情，態度，行
				動から行動変容が読み取れる場合は，その内容
				を記録する．

5 強迫行為のある患者の記録例

月日	時間	F(フォーカス)	D(情報)　A(援助)　R(評価)	
7/16	20:00	パターン化された手洗い行動の繰り返し	D	2 階洗面所前で「ワアー」と大声をあげ，水道水を勢いよく流し，荒々しい動作で手を洗っている．側に寄り「どうしましたか」とたずねると「大声を出すとすっきりする」と言う．
			A	大声を出すことで他患が心配するので，「大声を出さないで手洗いしましょう」と説明する．
			R	「はい，もうすぐ終わります」と 10 分程手洗いをし，動作大きく手を振り，水気を落としながら自室に戻る．
7/17	10:00	パターン化された手洗い行動の繰り返し	D	2 階洗面所前で，ブツブツ言いながら水道水を流し，手洗いをしている．側に寄り「どうしましたか」とたずねると「本を触ったの．本はほかの人も見るでしょう」と言う．手を見るが，あまり皮膚の傷みはない．
			A	「何回も手洗いをすると，皮膚が痛むから．少しは控えたほうがいいかもしれないね」と声かけする．
			R	「はい．そうと思うけど………」と言い黙って手洗いを 10 分ほどする．

6 拒食状態にある患者の記録マニュアル

月日	時間	F(フォーカス)	D(情報) A(援助) R(評価)	
		拒食（理由・原因を特定）	D	①患者の訴える内容，表情，食事外の時間帯の行動などを記録する．
				②妄想の内容（罪業妄想，貧困妄想，被毒妄想など）の有無
				③顔色，栄養状態（体重，貧血症状など）
				④バイタルサインの測定，下痢，便秘の有無
				⑤病院食以外の間食の有無
			A	①患者の訴えに応じて，時間差食事，代替え食事に切り替える．
				②拒食の内容に応じて，食べられないつらさを受け止める．
				③調理した栄養士や調理師から説明を受け，安心できるようにする．
			R	摂取状態や摂取量，自ら摂取するに至った理由などを患者の言葉で記録する．

6 拒食状態にある患者の記録例

月日	時間	F(フォーカス)	D(情報) A(援助) R(評価)	
5/10	8:00	自責の念による拒食	D	「こんな罪深いわたしがもったいないです．これは，どなたかの食事です」頭を下げたまま食べようとしない．
			A	看護師が「この食事は，○○さんの分ですよ．心配しなくても大丈夫ですよ」と声かけ，ご飯を箸で２～３口介助する．
			R	「ありがとうございました」と言って，介助の後は自分で全量食べる．
	13:00	自己の過小評価による拒食	D	「こんなわたしがあんな立派でおいしい食事をいただいてしまいました．申し訳ないです」
			A	話を聞き，「間違いなく○○さんの食事ですよ．安心して食べてください」と説明する．
			R	「ありがとうございます」と言って自力で全量摂取する．
	18:00	不合理な罪悪感による拒食	D	「わたしは人を殺しました．こんなわたしはご飯なんていただけないのです」と言って食事を拒否する．
			A	人を殺した事実はないことを説明し，食事介助する．
			R	看護師の介助で７割程度摂取する．

7 拒薬状態にある患者の記録マニュアル

月日	時間	F(フォーカス)	D(情報)　A(援助)　R(評価)	
		拒薬	D	①服薬時行動や行為，看護師との会話の内容
		(内容を特定)		②妄想に支配された行為や行動，言動の有無
				③主治医の処方変更の有無
				④副作用（口腔違和感，口渇，便秘，倦怠感な
				ど）の観察
				⑤服薬確認
			A	①服薬拒否がある場合は，その理由を聞く．対
				処できる場合は主治医に報告し，指示を受け
				る．
				②服薬しにくい場合は，水を多くしたり，必要
				に応じて錠剤を粉末にする．
				③副作用が考えられるときは，主治医に報告し
				指示を受ける．
			R	患者の反応(要求や要望)，服薬後の反応・行動，
				薬の効果など変化した内容を記録する．

7 拒薬状態にある患者の記録例

月日	時間	F(フォーカス)	D(情報) A(援助) R(評価)	
9/10	12:00	内服治療に対する	D	昼薬を口に入れる．確認すると右口腔内に，服
		誤った対処方法		用した錠剤を溜めている．
			A	飲水量を多く勧め，服薬させる．
			R	黙って内服する．口腔内を確認するが，残りな
				し．
	18:30	内服治療に対する	D	夕薬と水を口に含み自室に走って行く．部屋に
		誤った対処方法		行き内服したかどうかを確認する．手に 1 錠
				隠し持っている．
			A	全薬内服していないので，服用を勧める．
				内服できない理由を聞くが何も言わない．必要
				性を説明する．
			R	表情硬く「あんたが飲めばいい」と言う．時間
				をかけて内服する．
	20:30	内服治療の受け入	A	就寝前薬の内服を声かけする．
		れ	R	「あー，そんな時間か」と言って内服する．

point!

20：30 のフォーカスを特定する場合，ややもすると「就寝前薬の服用忘れ」にすることがあります．これは，先に A を意識してフォーカスした場合にこのように特定しがちです．R まで記録してフォーカスすると誤りが起こりません．

8 幻覚・妄想のある患者の記録マニュアル

月日	時間	F(フォーカス)	D(情報)　A(援助)　R(評価)	
		幻覚・妄想	D	①患者の表情，言動（具体的な話の内容を記録
		(内容を特定する)		する）
				・幻覚・妄想の内容
				・看護師との意志の疎通，声かけへの反応
				・危険な行為はないか（自傷，他傷，器物破
				損）の状況
				②他患への影響（迷惑行為など）
				③ニーズの未充足はないか，生活傷害の観察
				④服薬の観察，拒薬はないか.
			A	①幻覚・妄想のつらさを受容する.
				②刺激の少ない落ち着ける安全な個室を提供
				し，環境を調整する.
				③患者の生活身辺の危険物を除去
				④与薬，注射，移室，行動の制限など主治医か
				らの指示施行
				⑤患者と一緒に現実的な活動をしたりして，現
				実の世界へ引き戻す橋渡しをする.
			R	患者からどういった言葉, 態度がみられたのか,
				ありのままを記録する.

8 幻覚・妄想のある患者の記録例

月日	時間	F(フォーカス)	D(情報)　A(援助)　R(評価)	
9/10	10:00	対話性幻聴と関係妄想の出現	D	病室内を表情険しく，ぐるぐる時計回りに歩いているが，突然大声で壁に向かって叫び出す．「お前らは敵だ，このボケが」「来るなー，来るなー」．声かけするが看護師へ反応なし．「○○さん，どうしたのですか，つらいんですか」と話しかける．
			R	小声になり膝胸位で頭まですっぽり布団にくるまる．
	11:30	顕著な関係妄想と対話性幻聴	D	布団から飛び出すように立ち上がり「来るなー来るなー」ペットボトルを壁に投げつけ，さらに何度も踏み続け破損，壁に向かって「どこだー，どこにいるー」
			A	○○医師状態報告，看護師２名でセレネース（５）3A・タスモリン（５）右臀部筋注．ペットボトル，私物ボックス除去し，ここは安全であることを説明する．不穏状態が続き，安全が保障されないときは行動の制限の指示あり．
			R	黙ってうなずき，臥床する．
	12:30	対話性幻聴 自力による食事は難しい	D	昼食配膳する．無表情で小声で何か言っているが，聞き取れない．じっと見ているだけで手をつけようとしない．
			A	声かけし，介助で勧めてみる．
			R	時々回りを見渡すが，７割摂取．内服薬も手に乗せじっと見ているが，介助で服薬はできる．

9 他患の薬を誤って服用したときの記録マニュアル

月日	時間	F(フォーカス)	D(情報)　A(援助)　R(評価)	
		誤　薬	D	①誤薬したときの患者の精神状態
		(原因を特定する)		②バイタルサインのチェック
				③服用した薬の名称と種類を記録する.
				④口腔内違和感，胃腸症状など
				⑤精神症状の変化など
			A	医師に誤薬があったことを報告，指示施行
			R	指示施行後の患者の反応を記録する.

9 他患の薬を誤って服用したときの記録例

月日	時間	F(フォーカス)		D(情報)　A(援助)　R(評価)
8/29	19:30	病気についてのインフォームドコンセントの依頼	D	「主治医の代わりに当直医に話させて．病気のことを聞きたいから」
			A	先生にたずねる内容をメモにまとめることを提案する．
			R	返事はないが，ナースステーションの前に立っている．
	20:00	他の患者の就寝前薬を誤って内服	D	開封している他患の就寝前薬（レボトミン3錠・ソメリン1錠・ピレチア1錠）を取り，服用する．
			A	与薬担当看護師が誤薬に気づく．○○当直医師に報告，反応観察○○当直医師診察し，特に心配ないことを本人に説明する．
			R	「飲んだとき自分の薬と色が違うようだった」と話す．違和感はないと言う．
	21:00	薬物の反応なし	D	「水分を取りすぎたみたい，大丈夫，どうもない」と言う．
				P＝80（整）　BP＝106/74mmHg
8/30	6:00	睡眠の充実感	D	「あーよく眠りました」．P＝78，R＝18，BP＝104/70mmHg

10 昏迷状態にある患者の記録マニュアル

月日	時間	F(フォーカス)	D(情報) A(援助) R(評価)	
		昏迷	D	①昏迷の状態・姿勢，程度
				② 1 日の精神面の把握，特に症状
				③看護師の声かけによる反応，表情・言動・行動
				④身体面の把握
				・基本的欲求の表出の有無
				・水分，栄養などの食事摂取状況
				・排便，排尿の観察
				・バイタルサインの観察
				⑤身体症状
				⑥日常生活行動の障害の有無と程度（何ができて何ができないのか）
				⑦薬物の副作用はないか.
				⑧他患・看護師との人間関係，特に疎通性はあるか.
			A	①他患から刺激の少ない，安全な環境の提供を行う.
				・実施した内容について，具体的に書く.
				・危険物の除去
				②反応が乏しいので，詳細な観察をする.
				・食事摂取できていないときは嗜好品などを勧める.
				・必要に応じて，Dr 指示の経管栄養や点滴施行
				・便秘や排尿がないときは，腹部マッサージや温罨法を実施する.
				・状況に応じて導尿などを実施する.
				・看護師からの手助けを必要としたときは，その内容を記録する.
			R	看護師の実施による患者の反応や言動，行動を記録する.

10 昏迷状態にある患者の記録例

月日	時間	F(フォーカス)	D(情報) A(援助) R(評価)	
9/10	12:00	意識レベルの低下	D	昼食未摂取のまま臥床中．四肢の脱力あり，呼
				名や痛みに反応なし．
				BP＝124／84mmHg, T＝36. 2℃, P＝72,
				無動のまま．
			A	主治医の診察あり，ベッドのままナースステー
				ションへ移動させる．
				血液検査，アステマリン 500ml 点滴開始．診
				察の結果「昏迷」の診断あり．
	13:00	昏迷持続	D	自力による体動なし．四肢の脱力持続，呼名や
				痛みに反応なし．
			R	血液検査の結果異常値なし．
	14:30	意識の回復	D	突然開眼する．呼名に対してうなずく．

11 自殺企図があった患者の記録マニュアル

月日	時間	F(フォーカス)		D(情報)　A(援助)　R(評価)
		自殺企図	D	①患者の状態を詳細に記録
		(状況を特定する)		・何を使って，どのようにして行っていたか，
		「例」Tシャツに		具体的に記録する.
		よる縊死		(例) Tシャツをねじり，首に巻きつけている.
				顔面チアノーゼあり，意識レベル (呼名
				反応，呼吸，痛覚反応，頸動脈の触知の
				有無など)
				②早急にバイタルサインの測定
			A	①縊死の場合
				・紐などが取れない場合は，結び目を残し，ほ
				かの部分を切断して患者を降ろす.
				・その他，看護手順に応じた内容を記録する.
			D	②呼吸停止の場合
				・早急にバイタルサインの測定
			A	CPR実施とDrハリー
				・夜間は，夜勤者で緊急時の手順を実施し当直
				医コールする. 診察と処置の内容を記録する.
			R	実施後の反応，バイタルサインの変化など回復
				後の患者の反応，言動，態度などを記録する.
			D	③意識がある場合
				・発見時の様子と本人の状態，バイタルサイン
				の測定
			A	主治医コール，診察内容 (患者との会話) など
				指示の実施. 夜間も同じである.
				・行動の制限が必要な場合は，行動の制限のあ
				る患者の記録に準じる.
			R	発見されたことによる患者の反応，言動，態度
				などを記録する.

11 自殺企図があった患者の記録例

月日	時間	F(フォーカス)	D(情報) A(援助) R(評価)	
9/10	15:00	電気コードによる自殺企図	D	興奮して大声で「退院する」と叫び，掃除中の電気コードを首に巻きつける．
			A	看護師2名で制止し，主治医にコールする．診察し，自殺企図と無断離院のおそれがあるため行動の制限の指示あり．今の精神状態と行動を説明し，行動の制限が必要なことを説明する．
			R	説明を受け入れず「うるさい，だまれ」と言って暴れる．本人の安全を考慮し，一時隔離とする．
	15:45	興奮・自殺企図		保護室　理由；興奮，自殺企図防止のため 入・出　15時45分　医師○○　看護師○○
	16:00	興奮緩和する	D	布団の上に座って，壁を見つめている．
	16:30	シーツによる自殺企図	D	保護室集音マイクより奇声あり，掛け布団を破り2ミリ程度の支柱の段差に紐を引っかけ首に巻いている．顔面チアノーゼで無呼吸の状態である．
			A	主治医コールし，紐除去しCPR実施，胸部タッピングする．
			R	呼吸回復し，チアノーゼ消失する．涙を流しながら「お父さん連れていって……」と言う．
			A	主治医診察でセレネース（5）2A，タスモリン1／2A（右臀部筋注）施行．落ち着くまで，看護師付き添う．
	16:50	薬の効果あり	R	マットレス上で臥床する．

⑫ 日常生活に障害をきたしている患者の記録マニュアル

（食事・更衣・入浴・排泄）

月日	時間	F(フォーカス)	D(情報) A(援助) R(評価)	
		（日常生活障害を		
		特定する）	D	①精神症状
		食事		②摂取状況（自力でどの程度できているか）
			A	それぞれの状態に応じた食事介助の工夫や介助
				内容
			R	摂取状況（所要時間，摂取量）および看護師の
				ケアに対する患者の反応
		入浴	D	①精神症状
		洗面		②自力で何ができて，何ができないのか程度を
		更衣		みる．
				③身体症状に問題はないか．
			A	①それぞれの状態に応じた介助内容や工夫し，
				実施したことを記録する．
				②患者の症状に応じた計画表などの作成
			R	看護師のケアに対する患者の反応
		排泄	D	①精神症状
				②患者の排泄状態（尿便失禁・排泄行為に困難
				をきたす状況はないか）
			A	患者の状態に応じた，援助やかかわりを計画す
				る．
				・時間ごとの声かけ
				・ラバーシーツ・オムツ・ポータブルトイレな
				どの利用
			R	看護師のケアに対する患者の反応

⑫ 日常生活に障害をきたしている患者の記録例

（食事・更衣・入浴・排泄）

月日	時間	F(フォーカス)		D(情報)　A(援助)　R(評価)
9/15	9:15	入浴の拒み	D	一点をじっと見つめ座っている．声かけに対し返答なし．
			A	浴室まで誘導するが，入り口に座り込み拒否するため清拭を勧める．
			R	無言のままうなずき，スムーズに清拭を行う．
	10:00	食行為の制止	D	無表情で一点をじっと見つめ，食事に手をつけていない．
			A	食べることを促し，一部介助する．
			R	無言のまま 5 割摂取．
	12:30	羞恥心の欠如	D	全裸で昼食を摂取している．
			A	他患に迷惑になることを説明し，衣類の着用を促す．
			R	自室に戻り自力で着衣する．主・副ともに 7 割摂取する．
	15:15	便失禁	D	布団の上に多量の泥状便あり．その上にトイレットペーパーを重ねて置いている．衣類・手足にも便汚染がみられる．
			A	本人に確認し，手足の清拭をする．汚染物を交換する．
			R	支離滅裂な内容で返答あり．

⑬ 躁状態にある患者の記録マニュアル

月日	時間	F(フォーカス)	D(情報) A(援助) R(評価)	
		(躁状態の内容を	D	①意欲の亢進・逸脱行為
		特定する)		②思考のまとまり・内容の変化・誇大的な思考
				③気分の高揚・易刺激性
				④日常生活状態
				・睡眠状態
				・活動量
				・食事，水分の摂取量
				・排泄
				⑤服薬状況（拒薬の有無）
				⑥他患とのかかわり，逸脱行為
			A	①看護師は 1 人でかかわる.
				②冷静な聞き手となり，思いつきの要求には話
				題を変えるなど対処する．会話の内容を記録
				する．スタッフは一貫した態度でかかわる.
				③刺激の少ない，落ち着いた環境を提供する.
				④必要最小限のことを簡潔に話し，その内容を
				記録する.
				⑤脱線行為による事故防止
			R	看護師のかかわりに対する患者の反応・状態を
				記録する.

13 躁状態にある患者の記録例

月日	時間	F（フォーカス）		D（情報）　A（援助）　R（評価）
8/26	19:00	看護師との関係遮断	D	表情険しい．「気分はどうですか」とたずねると，口調強く「わたしのことはわたしにしかわかりません．あなたたちにわかるはずないでしょう」と言う．
	21:25	自己判断による服薬の中断 治療不信	D	就寝前薬服用していない．
			A	忘れていると思い，部屋まで配薬する．
			R	「何でわたしだけ部屋に持ってくるのよ，今日は薬を飲まずに眠れるか試してみるんだから飲みません」
			A	服薬を中止する場合は，主治医の判断がいることを説明する． 10 分後，再度服薬を勧める．
			R	「主治医もこの病院も嫌なのよ，明日兄に言って退院します」と言い，服用する．
8/27	2:15	睡眠薬の要求	D	中途覚醒する．表情・口調穏やかに「４時間眠った，追加ください」と言う．
			A	○○当直医師の指示で，グッドミン 1/2 錠与薬．
	3:00	薬の効果	R	睡眠中．
	7:30	睡眠の充実感	D	起床される．表情硬い．眠れたかたずねると「眠れました」と言う．
	15:00	疎通性の維持	D	看護師と笑顔で話すが，なんとなくぎこちない会話である．

⑭ 転棟（転入・転出），閉鎖病棟入室時の記録マニュアル

月日	時間	F(フォーカス)	D(情報)　A(援助)　R(評価)	
		転入	D	転入前の病棟での状態を記録する（転入理由，
		（内容を特定）		状態，病室名など）．
			A	①オリエンテーションした内容，ロッカーの鍵
				について説明した内容
				②病棟生活について質問を受ける．ロッカーの
				鍵は本人へ渡す．
			R	患者の反応，表情や言動を記録する．
		転出	D	理由を具体的に記録する．
		（内容を特定）		（新館○号室から○○病棟○室へ転出）
			A	ロッカーの鍵を本人から返却してもらい，管理
				担当者へ返却したことを記録する．
			R	転出にあたって，患者からの言動や表情を記録
				する．
		解放病棟から閉鎖	D	患者の精神状態と言動，行動，表情などを記載
		病棟へ転出する場		する．
		合(一時転出など)	A	主治医報告，診察した内容，指示，インフォー
		自殺企図あり		ムドコンセントにより，本人から同意書に記載
		（内容を特定）		してもらう．
			R	インフォームド・コンセントに対しての患者か
				らの反応，言動，表情などを記録する．
				……転入受け入れ病棟の記録に変わる……
		閉鎖病棟から開放	D	患者の精神状態
		病棟へ転入する場	A	主治医の診察内容と説明を記録する．
		合(一時転出など)	R	帰室後の患者の言動や表情を記録する．
		転出から転入		
		（帰室など）		
		（内容を特定する）		
		自殺企図の思い薄		
		れるなど		

14 転棟（転入・転出），閉鎖病棟入室時の記録例

月日	時間	F(フォーカス)	D(情報)　A(援助)　R(評価)	
5/2	10:10	○△病棟から転入	A	病室へ案内し，同室者へ紹介．オリエンテーション内容についてわからないことがあれば，その都度聞くように説明する．ロッカーの鍵は本人へ渡す．
			R	「ありがとうございます．わかりました」
5/12	10:10	B 病棟へ転出	D	同室者と折り合いが悪く，本人希望し，主治医診察後，B 病棟へ転出．
			A	ロッカーの鍵本人より返却してもらい，チェック表確認．
			R	「お世話になりました．」
5/15	10:10	A 病棟入室	D	「イライラします．A 病棟に入れてください」表情険しい．
		焦燥感強い	A	主治医診察後，B 病棟 D 室から A 病棟 7 号室へ入室，同意書を書いてもらう．
			R	A 病棟内を落ち着かず，行き来している．
		焦燥感緩和	D	「落ち着きました．B 病棟へ帰ります」 表情穏やか．
			A	主治医状態報告，指示で A 病棟 7 号室から B 病棟 D 室へ戻る．
			R	院内を歩き回っているが，表情穏やか．

15 入・退院時の記録マニュアル

月日	時間	F(フォーカス)	D(情報) A(援助) R(評価)	
		入院の形態	D	（続柄）同伴で外来受診後，（薬物，休養，安静）
		（任意入院・医療		目的で○棟○室に入院，バイタルサインチェック
		保護入院など）	A	オリエンテーション施行（具体的内容を記入）
				・わからないことはその都度看護師へ聞くこと
				を伝える．
				・ロッカー鍵を渡したことを管理台帳と看護記
				録に記録する．いらないと言ったときはその
				理由を記入する．
			R	入院に対する患者の反応を記録する．
				……以下毎日の記録……
		退院	D	患者の精神症状
		（内容を特定する）	A	服薬指導のため薬局へ同伴する．
			R	退院時の状態を記録する（単独か保護者同伴に
				よる退院か）．
		※退院が決まった	D	患者の状態，不安はないか，あればその内容，
		ら退院の準備		退院して心配なことなど記録する．
			A	オリエンテーションした具体的な内容を記録す
				る．
			R	オリエンテーションに対しての患者からの反応
				を記録する．

15 入・退院時の記録例

月日	時間	F(フォーカス)	D(情報)　A(援助)　R(評価)	
3/2	12:30	任意入院	D	外来診察後，夫同伴で薬物療法，休養目的で新
				館３号室に入院する．
		焦燥感の現れ		入院後ベッドに臥床するが，独語著明に現れる．
				T=36.5℃，P=78，BP=110/74mmHg.
			A	状態落ち着かず，オリエンテーション実施でき
				ないため，貴重品保管ロッカー鍵のみ渡し，取
				り扱い方法を説明する．昼食を勧める．
			R	ロッカーの鍵は黙って受け取るが質問はない．
				昼食５割程度摂取する．
3/30	9:30	軽快退院	D	身辺の整理と荷物をまとめ，家族の迎えを待っ
				ている．
			A	服薬指導を受けるため，担当看護師と薬局へ同
				伴する．
				ロッカーの鍵を受け取り，管理担当者へ返却す
				る．
			R	夫の迎えあり，笑顔で「ありがとうございまし
				た」と挨拶あり．

16 不安状態にある患者の記録マニュアル

月日	時間	F(フォーカス)	D(情報) A(援助) R(評価)	
		不安	D	①患者の表情，言動，行動
		（内容を特定する）		②不安の理由がわかるような内容を記録する．
			A	①会話をした場合は，その時間を（○分）記録
				に残す．
				・新入院の場合は，30 分程度話をする．
				（看護師に聞いてもらって安心する患者は 10
				分と約束して聞くのもよい）
				②主治医から指示薬を与薬する．
				③処方変更があったときは内容を記録する．
				④気分転換の方法で勧めた内容（散歩・面会な
				ど）を記録する．
			R	患者からどういった言葉・態度がみられたのか
				ありのまま記録する．

16 不安状態にある患者の記録例

月日	時間	F(フォーカス)		D(情報)　A(援助)　R(評価)
6/23	10:25	自制できない憂うつの現れ	D	「憂うつでたまりません」
			A	30 分程度話を聞く．その後，約束処方トリプタノール(50)1V 左臀部に筋注.
	11:00	注射の効果	R	睡眠中
	13:15	増強された憂うつ	D	「じっとしていられない，憂うつなんです．昼は半分食べました」「昨日はロイヤルでステーキを食べました」
			A	15 分程度話を聞く．その後，約束処方セルシン（5）2 錠与薬.
	14:25	持続性の憂うつ	R	「あまり変わらない．今から胸痛発作の薬を飲み，広告の折り紙をします」
			A	無理をしないよう伝える.
	15:00	憂うつに伴う倦怠感	D	「やっぱりきついです，どうしていいかわからない．チョーうつなんです．点滴はだめなんでしょう」
			A	15 分程度話を聞く.
	16:00	自制できない憂うつ	R	「全然落ち着かない．注射をしてほしい」
			A	日直医○○医師に報告，Bp・P 異常なければ点滴可の指示．BP=109/78mmHg，P=89，アステマリン 3 号 500ml・アナフラニール 1A 左手背より Div.
	19:00	点滴の効果	R	いびきをかいて睡眠中.
	20:00	睡眠の充実感	D	点滴終了，「ぐっすり寝たらよくなりました」
	21:15	就寝前薬の服用忘れ	D	寝息あり.
			A	就寝前薬服用の声かけに返答あり．与薬する.
	21:30	睡眠薬の効果	R	寝息あり.
6/24	3:30	早朝覚醒	D	「5 時間眠れた．今日もチョーうつです．入浴後，点滴をしてほしい」
			A	話を聴き，主治医に確認することを約束する.
			R	「お願いします」
	7:05	不安発作	D	「今薬を飲みました」と胸痛発作と書いたメモを持ってくる.

17 水中毒の患者の記録マニュアル

月日	時間	F(フォーカス)	D(情報) A(援助) R(評価)	
		自制できない過剰	D	①飲水量や飲水方法，様子，時間，場所
		な飲水		②食事摂取量の観察
		(水中毒)		③水中毒症状の観察
				・多尿　・尿失禁　・食欲不振　・顔色
				・痙攣　・振戦などの有無
				④体重の変化（看護手順に応じて，安全管理シ
				ートに記載）
				⑤薬の副作用
				⑥検査データのチェック（特に電解質の異常値
				に注意する）
				⑦精神症状の内容
				⑧日常生活障害の有無
			A	①検査データや精神症状に変化があれば主治医
				に報告し指示を受ける.
				②過剰飲水の原因を一緒に考え，患者が無理な
				く実施しやすい方法を話し合う.
				③水分制限の努力を評価し，少しの変化でも患
				者に伝える.
				④気分を紛らわすために，散歩やレクリエーシ
				ョンへの参加を勧める.
				⑤不安や苦痛を言語化できるような援助の過程
				を具体的に記録する.
				⑥飲水制限があり，行動制限を受けている場合
				はかかわりも多くもつ.
			R	患者からどういった反応があったのか記録す
				る.

17 水中毒の患者の記録例

月日	時間	F(フォーカス)	D(情報) A(援助) R(評価)	
7/23	20:30	不随意な排尿	D	開眼し，意味不明な言動あり．両上肢をしきり
				に動かす．
				排尿多量，薄い血液混入（生理の可能性）あり．
				P = 84，BP = 128/80 mmHg．
			A	清拭しオムツ使用．
	21.30	せん妄の出現	D	開眼し，意味不明な言動あり．両上肢をしきり
				に動かしている．
				両上肢緊張が強い．
			A	主治医報告，セレネース（5）2A・ タスモ
				リン（5）1A 筋肉注射の指示あり，右臀部に
				施行．
	22:30	意識朦朧	D	意味不明な独語あり，呼名するが応答しない．
				BP = 118／78mmHg
	23:15	高体温	D	額に多量の発汗と体熱感あり．T = 38.5℃，
				P = 90．
		Na，K，Cl 低下	A	電解質の検査指示，データを当直医○○医師に
				報告する．当直医診察，リンゲル 500ml2 本
				（6 時間で滴下）指示あり．
7/24	0:00	意識朦朧	D	上半身を起こそうとしたりしてじっとしていら
				れない．点滴のルートを引っ張ったりする．
			A	看護師 1 名ベッドサイド・ケア開始．
	1:30	生理の始まり	D	血液混入の排尿あり，下着汚染，体動激しく，
		不随意な排尿		上半身をくねらせ上肢の緊張が強い．BP =
				116／76mmHg．
			A	清拭とオムツ交換．

参考文献

1） Yosiko Leibowitz：看護診断からフォーカスチャーティングへ．看護学雑誌，59（2）：128-135，1995．

2） 操　華子・岩井郁子訳：フォーカスチャーティング―看護記録の簡素化．看護学雑誌，59（4）：380-384，1995．

3） 岩井郁子：看護記録の現状と課題．看護学雑誌，60（5）：402-407，1996．

4） 岩井郁子：フォーカスチャーティング．看護学雑誌，60（5）：408-419，1996．

5） 朝倉あつ子：POSの素地を活かし，より合理的な記録へ．看護学雑誌，60（6）：506-451，1996．

6） 五藤信子・佐々木智子・他：継続した看護，そして医療を保証するために．看護学雑誌，60（6）：511-514，1996．

7） 高田利廣：看護の安全性と法的責任（第3集）．pp.82-84，日本看護協会出版会，1980．

8） 高田利廣：看護の安全性と法的責任（第5集）．p.29，日本看護協会出版会，1983．

9） 吉利和総監修：看護記録ハンドブック．第2版，p.29，メヂカルフレンド社，1980．

10） 高橋百合子監修：（2）アセスメント・2情報と記録．看護過程へのアプローチ．pp.53-58，学研，1984．

11） 川上千英子：フォーカスチャーティングの可能性．看護管理，9（2）：113-118，1999．

12） 川上千英子編：フォーカスチャーティング活用術．メディカ出版，2000．

13） 焼山和憲：ヘンダーソンの看護観に基づく看護過程．第3版，日総研，2002．

14） 日本フォーカスチャーティング協会編：フォーカスチャーティング®ガイダンスⅠ（認定指導員用）（非売品），2003．

15） 川上千英子編：フォーカスチャーティングの拡大活用．MCメディカ出版，2003．

16） 厚生省健康政策局看護課：カルテ等の診療情報の活用に関する検討会報告書．1998．

17） 日本看護協会：看護記録の開示に関するガイドライン．2000．

18） 藤原静雄：逐条個人情報保護法．弘文堂，2003．

19） Lampe Susan：Focus Charting. Streamlining Documentation. Nursing management，16（7）：43-46，1985．

20） Lampe Susan：Focus Charting. 7th ed., Creative Health Care management Inc.，1997．

21） 厚生省健康政策局看護課監修：看護体制の変革をめざして．メヂカルフレンド社，1984．

22） 日本看護協会編：看護記録の開示に関するガイドライン．日本看護協会出版会，2000．

23） 日本精神科看護技術協会編：精神科看護業務指針．精神看護出版，2001．

24） 川上千英子：だれでもわかるフォーカスチャーティング「介護編」．JFC，2005.

25） 浅野良雄・妹尾信孝：輝いて生きる．文芸社，2001.

26） 厚生労働省保険局医療課長，厚生労働省保険局歯科医療管理官：基本診療料の施設基準等及びその届出に関する手続きの取扱いについて．2020．https://www.mhlw.go.jp/content/12400000/000603890.pdf

□お勧めの文献

1） Lampe Susan：Focus Charting. Streamlining Documentation. Nursing management，16（7）：43-46，1985.

フォーカスチャーティングの開発経過と基本的構成要素および看護過程との関連性などについて述べられています．この文献を抜きにフォーカスチャーティングの学習はありません．

精神科フォーカス用語

◆ヘンダーソンの基本的看護の構成要素に基づいたフォーカス用語

このフォーカス用語は，精神科の臨床の場でフォーカスチャーティングを用いて看護記録をしているが，フォーカス用語を表現することが苦手な方々，もう少し別な表現方法がないかと模索している方々に向けて，精神科の施設でアセスメントされている主なフォーカス用語を参考にまとめたものです．フォーカスチャーティングを導入している施設の方々に，少しでも有効活用してもらえればと思っています．このフォーカス用語を利用するにあたって，「この表現である」といった１つの固定概念をなくして用いることが大切です．そうしないと，本来ある患者の姿が適切にアセスメントされなくなるばかりでなく，スタッフ間でうまくコミュニケーションできなくなるおそれがあるからです．患者の姿を見てアセスメントする内容はスタッフ個々人で異なり，多様にあるということです．

フォーカス用語は，フォーカス記録のＤ（データ：情報），Ａ（アクション：患者の行動変容を促すために行うスタッフの援助行為），Ｒ（レスポンス：患者からのＡに対する評価・反応）からのアセスメントになります．

本資料の組み立ては，精神障がい者は「生活のしづらさ」「生活の障害」といわれているように，参考用語として利用しやすいようにヘンダーソンの基本的看護の構成要素に基づいて分類しています．例えば，「誤ったダイエットによるやせ」とフォーカス用語単独で用いてアセスメント，「誤った自己判断＋（による）過量な（農薬）服用（の）＋自殺企図」と複数のフォーカス用語を組み合わせて患者の姿を適切にアセスメントしてください．

フォーカス用語は，一部分を除いてすべてネガティブな表現で紹介していますが，これをポジティブに変更する場合は，利用者の判断でポジティブな表現，「効果的な」「促進される」「解決する」「改善」「負担が少なくなる」「軽減する」「高まる」「示す」「低下する」「なくなる」「健康」「得る」「適性」「適切」「望ましい」「主体になる」「工夫ができる」「良好な」「認識する」「選択」「対処」「払拭」「芽生える」「変化」「大きい」「緩和」「増強」などとネガティブな表現を入れ替えてください．

例：部屋の換気に関心を示さない　→　部屋の換気に関心を示すようになる
　　やせの自覚に乏しい　→　やせの自覚が芽生える

1．呼吸

・自力による換気ができない（高齢による咳そう反射力低下など理由を特定）
・不健康な環境による咳そう（たばこの煙などによる咳）
・不健康な嗜好習慣（患者へ健康教育をする場合）
・部屋の換気に関心を示さない
・過度な喫煙量

2．栄養・飲食

望ましくない食事摂取方法（望ましくない内容を特定）
・満腹感が得られない
・理性の伴わない食行為（病的な原因による盗食）
・誤った過剰摂取
・咀嚼機能の低下
・嚥下困難
・少ない量の食事摂取
・（原因を特定）による栄養不良
・必要以上の食事摂取
・食事に関心が向かない
・過剰な飲水
・自己の過小評価による拒食
・自責の念による拒食
・誤ったダイエットによるやせ
・メディアにとらわれた自尊感情の無視
・極度の低食事量摂取
・異常な体重減少
・やせ願望
・自己コントロールできない飲酒
・飲酒による家庭崩壊の危機
・過度な飲酒欲求
・体重増加への不快感
・過度な肥満への抵抗
・太ることへの不安
・やせに対する感情無視
・やせの自覚に乏しい
・体型に対する偏り
・過食後の自己嫌悪
・過度な食への思い
・理想体重への固定概念
・自制できない食行動・食行為（いったん食べるとやめられないこと）
・無謀な食行動・食行動（異常な食欲がある）
・過度な食事摂取
・自分の意志に逆らった食行為の拒否・絶食
・自己制御できない盗み
・（理由や原因を特定）誤嚥の危険性（可能性）
・不十分な咀嚼による嚥下
・不適切な食生活習慣
・食に対する興味・関心を示さない
・（機能障害を特定する）自力による食事ができない
・記銘されない食行動（先ほど食べた食事をまだ食べてないと言うこと）
・自己誘発性嘔吐
・嘔吐後の罪悪感
・不合理な飲酒行為
・離脱できないアルコール依存性の生活
・自己制御できない飲酒（わかっているけどやめられない）
・断酒に対する意志の弱さ（ついつい飲んでしまう）

・断酒による振戦せん妄
・依存症であることの意思の形成ができていない（「自我の未熟」としないこと）
・断酒によるいらだち，苦しみ（断酒に失敗して悔やむこと）

3．排泄

・（日数を明記する）の便秘
・弄便行為
・不随意な排便
・自然排便
・薬物の副作用による便秘
・運動不足（内容を特定）による便秘
・薬物依存による便秘
・緩下剤の効果
・下剤に対する精神的依存
・（原因を特定）による下痢・排便回数の増加
・頻回な下痢による肛門部のただれ
・排泄感覚の減退（失禁したことに気づかない）

4．姿勢・活動

・金銭管理の方法が不十分
・不適切な生活（内容を特定）習慣
・倦怠感による活動低下
・薬物効果によるふらつき
・身体機能のバランス失調による転倒
・生活目標の欠如
・不適切な生活（内容を特定）管理（不適切な衣生活管理など）
・不健康的な休息（ごろ寝など）
・過剰な活動
・不活発な行動
・体力の減退
・運動（活動）減退
・順序性のある行動が困難
・持続性が困難
・パターン化された行動の繰り返し
・外部の刺激に敏感（気が散ること）
・日常日課の怠惰
・持続性のない努力（がまんできない）
・○○（やる気がない，元気がないなど）のようにみえる（確定できないアセスメントで，複数の看護師がそのようにアセスメントできること）
・過剰な肥満による活動力低下
・まとまりのない行動
・自室の特定が困難
・日常動作の困難
・自制（抑制）できない行動
・閉じこもりがちな日常
・自己コントロールできない運動
・他人に依存した生活行動
・見当識の混乱（場所（自室），時間がわからない）
・過度な動き（忙しく動き回ること）
・不眠活動（夜もほとんど寝ないで活発に動き回ること：不眠活動による多患への迷惑など）
・意志に反した行為・行動
・ゆとりある日常生活が困難
・持続的な一部（内容を特定）への集中
・不合理な行為（患者自身がわかっている場合）
・生産性のない余暇活動
・自発的行動
・せん妄（何か見えると言って徘徊する）

・沈み込んでいる（意気消沈）
・不安定な歩行（ふらつき歩行など）
・やる気の兆し
・日中の徘徊（屋内ウォーク）
・環境誤認（自宅と間違えたりする）

5．睡眠・休息

・自然睡眠（睡眠薬を服用せず睡眠できている場合）
・睡眠薬の効果（頓服による睡眠）
・過度な日中の居眠り
・（原因を特定）による入眠困難
・昼夜逆転による日中の居眠り
・（日中の活動不足による，環境に慣れないことなどの理由を特定）入眠困難（寝つけない場合）
・中途覚醒（自然睡眠の場合は原因または理由を特定する．定期の就寝前薬を服用している患者では，熟眠困難になる）
・睡眠持続困難（夜間頻回に覚醒して眠れない場合）
・睡眠不足による倦怠感
・（騒がしい環境など原因を特定）による不十分な休息
・（原因を特定）による不十分な睡眠感
・早朝覚醒
・短い睡眠時間
・就眠困難
・予測される不眠
・就寝時間へのこだわり
・（原因を特定）による夜間せん妄
・夜間せん妄による（興奮など内容を特定）
・寝具（布団など）の放置
・自力によるリネン交換

6．衣類

・（認知障害などで）更衣の必要性を理解できない
・好みに合った衣服がない
・好みの衣服の選択に困惑
・不適切な衣生活習慣による更衣方法
・社会に適さない衣服の調度
・洗濯方法に困惑・困難
・季節にそぐわない着衣
・不自然な着衣
・衣服の更衣が困難

7．体温・循環

・環境変化に対する無防備な着衣
・安静が守れないことによる血圧変動
・（理由を特定）により自己の健康管理が行えない
・過度な動悸

8．清潔

・清潔行為の必要性を自覚できない
・乱雑な身辺整理
・（理由を特定）による洗面・入浴拒否
・不自然（内容を特定）な身だしなみ
・自力での清潔行為が行えない
・清潔に対する過度なこだわり
・過度な確認行為
・清潔感覚の減退（不潔なままでいる）

9．安全

・反復された自傷行為
・偶発的自殺
・自殺のそぶり
・強い自殺観念
・同情を期待した自殺企図・自傷行為・狂言的自殺（このフォーカス用語は，本人から理由を聞いてから使用する）
・衝動的（内容）行為（初段階だけ使うことができる．この後原因を確認する）
・死にたい考え（「誤った死の考え」としない．もともと死ぬことは誤っていることである）
・増強された死への思い
・死へのあこがれ
・自殺願望
・死んでしまうのではないかという恐怖・不安
・自制，制御できない怒り・攻撃（客観的に判断して自制できるものができないこと）
・不適切な怒り・攻撃（妄想など，事実性のないことに対する攻撃や怒り）
・自傷行為の繰り返し
・不注意による自傷
・楽観的な自傷行為
・困難な状況からの逃避
・誤った自己判断
・（原因や理由を特定）過量な（睡眠薬など内容を特定）服用（フォーカス用語をいくつか組み合わせて用いることもある）
・発作的な他者批判
・持続性の感情不安
・状況（周囲，環境などを特定）誤認
・注意力の低下
・他人からの損傷
・危険回避能力の低下

10．人間関係

・自己表現が弱い・希薄・乏しい・不十分
・他者との関係が困難
・親密な人間関係
・反復された被害体験（セクシュアルハラスメントなど）
・不安定な対人関係
・共感する能力が乏しい
・作為的行動
・他人を無視した多干渉
・自己本位な介入（話に割り込むこと）
・自己本位な人間関係（相手が嫌がっているにもかかわらず関係をもとうとすること）
・見捨てられることへの不安
・希薄な良心の呵責（かしゃく）

・無視した他人の権利侵害
・自分を正当化した責任転嫁
・人物誤認
・他者に対する怒りの攻撃
・他者に依頼することに慣れていない
・人との付き合いに関心を示さない
・ラポールの形成に困難
・自己開示が困難（自分のことを打ち明けられないこと）
・不十分な自己表現
・過度な自己注目思考（他人の気を引こうとすること）
・挑発的な行動・言動（看護師の主観が入ることがあるので注意）
・乏しいコミュニケーション
・親密な人間関係を避ける
・人とのかかわり行為の拒否
・他者との関係の回避
・他人批判
・道徳性の崩壊
・回顧性のない他人批判（自分を省みないで人を批判すること）
・希薄な他者に対する配慮（思いやりがないこと）
・希薄な友だち関係
・不適切な誘惑行為
・体臭恐怖
・猜疑心が強い
・過剰な依存性
・飲酒による人格変化
・飲酒による家族機能の崩壊，危機
・活発な言動
・支離滅裂な会話
・まとまりのない話
・誇大した会話の内容
・身体醜形の思い
・看護師（介護者）への威嚇
・過度な甘え
・理由のない悪口
・他患との感情的な対立
・思考の貧困化
・身体的接触のおそれ
・他人を信頼できない
・外に出ることの不安
・他者との交流が減少
・院内活動（社会参加）の減少
・対人関係技法の低下
・他者との適度な距離を保てない
・不安定な感情表現
・自信のなさ
・人前で話ができない
・感情のコントロールが困難
・意志表示が困難
・感情の単調化
・明瞭にしゃべることが困難
・自発的会話の困難
・投げやりな態度
・○○に対して非協力的
・沈み込んでいる（昏迷と間違わないようにする）
・過大な特権意識
・過度な要求
・無動で何も話さない
・執拗な体調不良の訴え
・感情表現の低下

11．宗教

- 固執した信念保持
- 特定した習慣（儀式）へのこだわり
- 宗教に基づいた食生活習慣を変えることができない
- 宗教性のある身のまとい
- 過度な宗教行為
- 入院生活に葛藤がある
- 不健康な信念に基づいた宗教規制
- 健康を逸脱した宗教行為
- 憑依行動・言動

12．職業・学業

- 現実失踪（今の世界からのがれること）
- 現実逃避（一時的な逃げ）
- ○○により学校（仕事）に（行かない）（○○の原因を特定することが大切．この行かないは他者からのアセスメントで，当事者は「行けない」「行かないと決心している」「行こうとしているが，足が動かない」「病的な原因で行けなくなっている」など多様である．間違っても登校拒否，出社拒否などと決めつけないようにする．
- 逸脱した社会規範
- 病的逃避（原因を特定）
- （過酷，不当など内容を特定）な労働条件を受け入れることができない
- 体力低下による持続性の低下
- 飲酒による社会適応性の喪失
- リストラに対する危機感の薄れ
- 希薄な生活目標
- 自立した生活に困難
- 金銭管理能力の高まりが不十分
- 社会適応性の低下
- 適性のない職業志向（（適性のない）を（無理な）としないようにする．無理かどうかは，やってみないとわからない）
- 仕事に対する過度な期待
- 希薄な職業意識
- 社会からの回避（ひきこもり）
- 社会的役割からの回避（仕事に行かない）
- 社会復帰への不安
- 社会福祉支援を利用することが困難
- 社会的支援の有効活用を見いだせない
- 親との分離不安
- （内容を特定）の目標を見いだせない

13．レクリエーション・余暇活動

- （内容を特定）に無関心
- 単調な環境による慣れ
- 興味と喜びの喪失
- 生活目標の欠如
- 幅の狭い興味や関心
- 限定されたもののみへの興味

14．健康学習

1） 診察，入院

・医師・看護師のインフォームドコンセントに同意
・インフォームドコンセントの同意に拒否
・医療保護入院，任意入院，措置入院などの入院形態（D（データ）には，（同伴者を特定する）同伴で受診「１週間前より眠れなくなって，食事もとらなくなった」と家族が話す内容そのままを受診理由として記述する）
・（病気を受容できないことによるなど，理由がわかれば特定する）による診察拒否
・不本意による（自分の意志に逆らった）入院受諾による怒り
・入院に対する意志決定に困惑をきたしている
・重篤な病状の自覚に乏しい
・病状を効果的に説明できない
・受診する意思が過少である
・受診同意に困難
・主治医の治療に不信感
・治療に対する不信感
・治療に対して同意を得ることができない
・医療行為に対する理解が不十分
・治療（内容を特定）に対して拒否（原因がわかれば，それをつなげてフォーカス用語にする）
・（入院の目的がわかれば特定する）の目的で入院承諾
・病気の否認
・自己判断による内服中断
・（内容を特定）治療行為を避ける
・入院による睡眠環境の変化による不眠
・自然回復（治療を行わなくても症状が改善する３～６カ月の時期をいう）
・説明不可能な○○
　例：説明不可能な身体愁訴
・虚偽の病気
・不十分な援助者の支援
・健康への関心のなさ
・入院環境に調和できない
・頭の切り替えが乏しい
・固有名詞を思い出すことができない
・過度な物忘れ
・物忘れが多く、部屋を間違える
・自尊心の肥大
・処理能力の欠如
・計画性の悪さ
・思考の混乱
・選択することの困難（優柔不断）
・集中力の低下
・自己能力の過大評価
・選択決定の困難
・注意力の低下
・記憶の低下

2）退院・転棟

・環境に慣れないことによる退院希望
・自分の意志に基づかない退院要求
・（同伴者などを特定）軽快退院
・無効な同室者との人間関係
・無効な看護師との人間関係
・治療環境に満足できない

3）拒薬

・（理由がわかれば特定する）内服治療に対する不信感
・内服治療に同意

・（副作用出現に心配，病気の受容ができないなど）による内服拒否
・内服治療に対する誤った対処方法（入院治療を承諾している患者で，拒薬の意味を看護師が見いだせない（かたくなに内服を拒む）患者に用いることができる）
・治療計画（内容を特定）に対する不信
・自分の意志に逆らった内服拒否（明らかな妄想などによる拒薬で，○○が薬を飲むなと命令しているなど）

15．自我

・不安定な自己像のイメージ化
・薄い現実感
・自己の適性・資質に対する悩み・否定
・自己（才能）の誇張
・逸脱した社会規範
・感情を抑えられない
・強い自尊心
・尊大な態度
・低い自己評価
・社会に向けて無欲
・自己の問題からの逃避
・過敏な他者評価
・過度な従属性（人からめ面倒をみてもらいたいこと）
・不十分な判断材料からの決めつけ
・自己判断（決定）が困難
・（男性，女性への）性同一感の喜び，好み
・同一性への嫌悪
・自己をコントロールできないことの不安
・自責の念（むやみに自分を責めること）
・ボディイメージの悩み
・無謀な浪費
・効果的な買い物をすることが不十分
・必要以上の金銭要求
・自分勝手な推測
・自己評価（自尊心）の低さ
・○○の脱習慣化（日頃化粧していた人がしなくなってしまった）

16．精神的・身体的安楽

・不十分・希薄な感情表現
・情緒的な冷感情（さめた感情）
・過度な心配
・意志に反した考え（考えを払拭できないこと）
・嫌世感の思い
・過剰な不安に苦しんでいる
・病気に対する保証を受け入れることができない
・現実感の喪失
・病気（内容を特定）になることへの不安
・悲哀感
・挫折感
・自己を卑小と評価する
・精神的な退行（甘えている）
・断酒できない苦しみ
・病気に対する希薄感
・何をやっても楽しくない
・自分自身へのいらだち
・気分の落ち込み（日常生活に支障をきたさない程度で，意欲や感情および行動などに変化が現れること）

・退院することに自信がない
・やる気が起こらない
・発作性の不安
（突然不安が強くなることで，手が震えたり，急に不安になり人とのかかわりを避けたりすること）
・気分が晴れない
・気分変化の日内変動
・最悪の考え（悪いことばかり考える）
・将来に対する悲観的な考え
・理由のない不安感・不安感の持続（不安を払拭できないこと）
・過度の心配（身体不調などを過度に考えること）
・外出することの不安
・人込み不安
・自信喪失
・自立の挫折
・持続性の憂うつ
・疲れやすい
・持続性の疲労感
・抑うつ気分
・感情の不安定（些細なことで泣いたり，興奮したりすること）
・無意味な考えにとらわれる
・現実感の喪失（自分が自分でないという感じ）
・集中感の希薄
・不安が治まらない
・恐怖心にとらわれる
・必要以上のこだわり
・集中力の低下
・誤った罪の意識にとらわれる
・不安定な気分
・奇異な思い込み（テレパシーなどで操られているなど）
・理由のない（内容を特定）休み
・解釈・判断のできない怒り（攻撃・興奮）
・疎通性のない会話（の中断）
・場にそぐわない感情表現
・無反応な感情
・記憶力減退
・意識の混濁
・判断力・決断力が不十分
・感情の起伏の変化
・感覚過敏
・感覚鈍麻
・過度な感情不安定
・愉快な感情の持続
・唐突な怒り
・自制できない感情
・不合理な恐怖感・考え
・あせりの気持ち
・気分の変わりやすさ

17．性

・性的逸脱行為
・やせによる無月経
・衝動的アタッチメント
・過度な接触
・（原因を特定）性欲の低下
・産褥期の精神的混乱
・子育ての葛藤
・妊娠体験を受け止めることができない
・異常愛着
・対象喪失による悲しみ
・母性拒否
・愛児虐待

・性能力の低下

・羞恥心のない性の発言

看護記録の不適切な表現

看護記録は，相手の言葉による主観的情報や観察された事実に基づいた客観的情報が法的根拠に基づいて保存されるものです．看護記録は，医療専門職の記録として重要です．医療裁判などの事例報告などをみると，看護記録や検査所見などから貴重な情報や示唆が与えられることも多いといわれています．

昨今，診療情報の開示などが提言され，医療従事者と患者の真の信頼関係を築くためにも，基本的には情報を提供するべきであるといわれていますので，患者の人権擁護などから記録の表現にも留意しなければなりません．看護師の主観や印象に基づいたり，感情移入したりした，測定できないような曖昧な表現は避けます．また，看護記録は文章力も問われますので日本語表現の使い方も大切になります．筆者がこれまでの臨床経験から得た望ましくない看護記録の表現を紹介します．記録する際の参考になればと思います．

1．看護師の主観や印象による表現

・看護師を見てニヤニヤ笑う
・テレビを見て大声でケラケラ笑う
・キャーキャー言って騒ぐ
・人を見てクスクス笑う
・注意を受けてもヘラヘラしている
・にやけた態度である
・ニタッと笑う
・詰所の中をにらみつける
・しつこさはない
・自室の中を散らかすばかりである
威圧的口調
・同じことを言い続ける
・同じことを繰り返すばかりである
・クドクド言う
・甘えた口調で近寄る
・不満があるのかブツブツ言う
・聞き取れない声でボソボソ言う
・一方的にペラペラとしゃべくりまくる
・看護者の説得にしぶしぶ応じる
・これといって変化がみられない
・看護師の話を聞こうとしない
・ツンツンした口調で言う
・ぶっきらぼうに言う
・しかられてもケロッとしている
・終日ゴロゴロしている
・作業への参加を促すがまったく無視する
・知らんふりをしている
・聞き分けのない態度である
・わがままを言う
・グジグジしてシャンとしない
・看護師に反発する
・病棟の規則について不平不満ばかり言う
・説明しても理解できないのかしつこく言ってくる
・取り止めのない話をする
・気にくわないのか看護師につっかかる
・今にも叩きかからんばかりの口調である
・なかなか理解できない
・説明するが理解力なし
・説得するも効果なし
・平気な顔で話す
・些細なことを自慢げに言う

・ぎこちない歩行である
・ゴミ箱をあさっている
・場にそぐわない服装
・面倒くさくなり，関心のあるもの以外に興味を示さず，油断しているといつの間にかいなくなっている
・保護室のドアを蹴り叩く
・看護師を困らせる
・パッタリと断ち切れたように，しょんぼりした様子
・表情さえない

2．看護師の感情的な表現

・注意されても反省の色なし
・注意されてもまったく悪びれた様子なし
・自室に寝そべりまったく動こうとしない
・廊下を意味もなくウロウロしている
・看護師の後ろをついて回る
・しつこくせがむ
・まとわりついて離れない
・聞き分けのないことばかり言う
・自分の思いどおりにならないとふくれる
・看護師を困らせる
・実行できないことを軽々しく言う
・詰所の窓にへばりついて中を見ている
・看護師がいかにも悪いような目をする
・ヒステリックになって，何かにつけて文句を言う
・いちいちケチをつける
・自室の掃除を勧めるがさっさとしようとしない
・横から口を出す
・看護師がイライラするような言い方である
・勝手に手を出す
・だめ押しする
・意味不明なことばかり言う

3．使役的な表現

・昼薬を服用させる
・介助で食べさせる
・詰所に来るよう放送するが来ない
・立ち上がらせようと手を貸すも立ち上がらない
・自室の掃除をしないため，強引に引っ張って個室に入れる
・隠れて間食をしているので取り上げる
・引きずって連れて行く

4．曖昧な表現

・遅れて来る
・しばらくして来る
・間もなくしてから
・就寝前より
・昼頃から
・比較的温和
・些細なことで
・ややしぶりながら

・だいぶ調子がよい
・比較的温和である
・割に
・割合に
・かなりの量である
・同じような物を着て
・時折
・一時的である
・頻回に訴える
・再三来詰する
・看護師の説明に一応納得される
・幾分と
・頻回にある
・いろいろと
・昨日と同様に
・納得いかない様子
・表情よい

5．文語体の表現

・～す
説得す　納得す
・～するも
服用するも　会話するも　外出するも　廊下をウロウロするも　問うも　介助するも
・～される
過ごされる　同室の患者と一緒に折り紙をされる　外出を希望される
・れる
来られる　言われる　おられる
・～にて
自室にて
・～なり
終日温和なり
・～との由
昨日は同室の患者のいびきがうるさかったとの由
・～とのこと
外泊して楽しかったとのこと
・～なるも
夕食の時間になるも布団から出ようとしない
・上申する
主治医に上申する

6．略語の表現

ブツ　独語（+）　排尿（−）　活気（−）

7．要約した表現

終日温和に過ごされる　著変なし　特変なし　食事睡眠ともに良好　精神状態変わらず　一般状態変わらず　終日臥床状態　終日温和に過ごされ食事睡眠ともに良好

フォーカスチャーティング® 記録用紙

日時	F：フォーカス	D（情報）－A（援助・働きかけ）－R（評価）	サイン

【著者略歴】

焼《ヤケ》 山《ヤマ》 和《カズ》 憲《ノリ》

前，学校法人滋慶文化学園福岡医健・スポーツ専門学校　副校長

元，福岡大学大学院医学研究科看護学専攻（修士課程）地域／精神健康支援論　教授

福岡大学医学部看護学科精神看護学　教授

西南女学院大学保健福祉学部看護学科　准教授

九州産業大学経済学部大学院博士後期課程（専攻：計量経済学）　満期退学

専攻：精神看護学，統計学

担当科目：精神看護学

修士（経済学）（九州産業大学）

著書

『ヘンダーソンの看護観に基づく看護過程』（単著）日総研，1998.

『フォーカスチャーティング活用術』（共著）メディカ出版，2000.

『看護統計テクニック―基本からパス分析まで』（単著）医歯薬出版，2003.

『はじめてのヘンダーソンモデルにもとづく精神科看護過程』（単著）医歯薬出版，2007.

『事例でわかる看護理論を看護過程に生かす本』（共著）照林社，2008.

『こころのうた―短歌を媒介とした療法』（単著）梓書院，2009.

『はじめて学ぶ精神看護学』（単著）花書院，2011.

はじめてのフォーカスチャーティング® 第2版

―情報開示とケアの質を高める

精神科看護記録の実際　　ISBN978-4-263-23747-2

2005年４月１日　第１版第１刷発行

2018年６月５日　第１版第10刷発行

2020年９月25日　第２版第１刷発行

2021年10月５日　第２版第２刷発行

著　者　焼　山　和　憲

発行者　白　石　泰　夫

発行所　医歯薬出版株式会社

〒113-8612 東京都文京区本駒込1-7-10

TEL.（03）5395-7618（編集）・7616（販売）

FAX.（03）5395-7609（編集）・8563（販売）

https://www.ishiyaku.co.jp/

郵便振替番号00190-5-13816

乱丁・落丁の際はお取り替えいたします　　印刷・壮光舎印刷／製本・榎本製本